国家级名老中医经典验案解析丛书

儿科病名医验案解析

许彦来　谢文英　主　编

中国科学技术出版社

·北　京·

图书在版编目（CIP）数据

儿科病名医验案解析/许彦来，谢文英主编 . -- 北京：中国科学技术
出版社，2018.10（2025.7重印）

ISBN 978-7-5046-8075-4

Ⅰ①儿… Ⅱ.①许…②谢… Ⅲ.①中医儿科学－医案－汇编－中国
－现代 Ⅳ.① R272

中国版本图书馆 CIP 数据核字 (2018) 第 156914 号

策划编辑	卢紫晔　崔小荣
责任编辑	孙海婷
装帧设计	北京胜杰文化发展有限公司
责任校对	焦　宁
责任印制	李晓霖

出　　版	中国科学技术出版社
发　　行	中国科学技术出版社有限公司
地　　址	北京市海淀区中关村南大街 16 号
邮　　编	100081
发行电话	010-62173865
传　　真	010-62173081
网　　址	http://www.cspbooks.com.cn

开　　本	710mm × 1000mm　1/16
字　　数	270 千字
印　　张	16.5
版　　次	2018 年 10 月第 1 版
印　　次	2025 年 7 月第 2 次印刷
印　　刷	三河市嵩川印刷有限公司
书　　号	ISBN 978-7-5046-8075-4/R·2277
定　　价	68.00 元

内容提要

　　本书以当代中医儿科名医之临床医案汇集而成，对儿科常见病及部分疑难病从病因病机、辨证方法、施治过程、用药处方、临证解析等方面进行了详细阐述。本书侧重解决中医儿科常见病证的辨证思路与方法，强调儿科临床学科的特点，理论与实践相结合，适合广大中医临床医师、中医临床理论研究者、中西医结合临床工作者使用，亦可供中医药院校大学生、研究生等学习、参考。

前 言

小儿自出生到成年这一时期，处于不断生长发育中，其身体的组织器官、生理功能都处于尚未成熟状态，随着年龄的增长，才逐渐趋于完善。这种不成熟状态，年龄越小，表现得越显著，因此不能简单地把小儿看成是成年人的缩影。中医学对小儿特点进行了归纳。生理特点主要表现为脏腑娇嫩、形气未充、生机蓬勃、发育迅速；病理特点主要表现为易于发病、易于变化、易于康复。掌握这些特点，对了解小儿的生长发育、疾病防治均有极其重要的意义。

由于孩子脏腑娇嫩，机体抗病能力不强，因此他们比成年人更容易患病。例如，儿童脾胃功能差，饮食又不知节制，就容易患呕吐、泄泻、厌食、积滞、疳证等疾病。肺脏娇嫩，抵抗能力不强，就容易患感冒、咳嗽、哮喘、肺炎，以及麻疹、水痘、痄腮、百日咳等传染病。肾气不足，又容易发生"五迟"（站立迟、行走迟、长头发迟、出牙齿迟、说话迟）、"五软"（头项、口、手、足、肌肉痿软无力）等病证。另外，人体各个脏腑之间是互相平衡协调的，肾精不足，柔不济刚，发热时又容易引起肝风，出现抽搐、昏迷等症状。

儿童身体发育未成熟，脏腑功能不稳定，在患病之后，变化很迅速。例如，邪气亢盛的实证和正气不足的虚证、形寒肢冷的寒证和高热烦渴的热证都可以相互转化。有些儿童患急性热性疾病，高热之后会突然抽搐、惊厥，很快又会周身发凉，口唇发绀，冷汗淋漓，变成脱证。因此，小儿患病后要密切观察病情变化，及早发现问题，请医师处理。

中医学在治疗儿科疾病时有自己独特的优势。本册汇集了裴学义、蒲辅周、王道坤、张伯臾、张志远、赵心波、孔光一、杨以阶、宋祚民、汪受传、李少川、马新云、丁启后、陈宝义、张珍玉、何世英、王鹏飞、黄建业等几十位名老中医的190余例验案，涉及中医儿科病证20种，分别是感冒、发热、咳嗽、哮喘、呼吸道感染、口疮、小儿厌食等。这些医案的选择，反映了名老中医在辨治这些疾病时的临床思路及诊治经验，我们可以从中领悟和体会到名老中医的学术特色和思辨特点。

本书侧重中医儿科常见病的辨治思路和方法，为临床医师解决常见病临证诊疗方法与技术问题，旨在为广大中医临床工作者引路导航。希望通过本书，有助于读者能够掌握临床一些常见病的临证辨证诊治、处方用药的基本技巧和方法。

本书适合广大临床医师、中医临床理论研究者、中西医结合临床工作者使用，也可供中医药院校大学生、研究生及热爱中医学、自学成才的中医爱好者临证学习参考。

书中疏漏与不足之处，恳请广大读者批评指正。

编　者

目　录

第一章　感冒

第二章　发热

第三章　咳嗽

第四章　哮喘

第五章　反复呼吸道感染

第六章　口疮

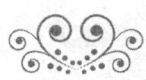

第七章　小儿厌食

第八章　呕吐

第九章　腹痛

第十章　腹泻

第十一章　惊风

第十二章　多动症

第十三章　遗尿

第十四章　麻疹

第十五章　痄腮

第十六章　水痘

第一章　感冒

　　小儿感冒是感受外邪引起的肺系疾病，以发热、恶寒、鼻塞流涕、咳嗽为特征。发病率高，四时皆有，而以冬、春两季为多，发病年龄以婴幼儿最高。本病有轻重不同，轻者称为伤风；重者称为重伤风或时行感冒，有流行趋势。感冒症状较轻，预后良好，病程中可出现夹惊、夹滞、夹痰的兼症。禀赋不足、体质娇弱的小儿，容易反复感冒，甚至引起心悸、怔忡等病证。

　　感冒病因，系由感受外邪，侵袭于肌表所致。在气候突变、寒温失常、坐卧当风、沐浴受凉、调摄不当时容易诱发本病。

蒲辅周医案

马某，女，4岁半。1963年10月11日初诊。20天前开始发高热至40℃，无汗，某医院诊为感冒，给予复方阿司匹林（APC）及四环素等西药内服，未效，又改服合霉素而高热始稍降，但仍在38℃左右。得病第8天，随母去上海探亲，低热一直不退，到沪后出过一身风疹，较痒，几天即消退而脱皮，在上海某医院诊断为病毒性感冒，仍服APC及各种抗生素，而低热如故。前天晚上回京后，服银翘散汤剂，昨天体温37.6℃（腋下），无汗，口干喜饮，食纳尚可，大便干燥，每天1次，小便尚多而黄。胸部X线片示心肺无异常发现，血常规化验均属正常。精神佳，呼吸稍粗，不咳嗽，额及手心较热，不流涕，腹部较热；脉滑数，舌质淡、苔白腻。

【辨证】伏暑夹湿，兼感新凉。

【治法】通阳利湿。

【处方】茯苓皮6g，杏仁4.5g，薏苡仁9g，佩兰4.5g，滑石9g，黄芩3g，茵陈6g，淡竹叶4.5g，苇根12g，神曲4.5g，通草3g。

嘱忌食鱼虾，服2剂后，低热退清而愈。

◆ 解析 ～～～

　　患儿起病时高热，经服西药退热药及抗生素后，尚有低热缠绵不退，并出过一身风疹，疹退后仍有低热，西医检查无异常所见，诊为病毒性感冒。根据症状及病程，中医学认为初起由暑湿内伏，新凉外加，卫气郁闭，故高热无汗，服退热药后高热虽降，湿邪尚留，邪不得越，故发风疹，肤腠之邪，随疹而解，但内留之湿，仍不得除，故终以淡渗微苦微辛之

◆ 读案心悟

剂，速服2剂而湿开热透。由此可以体会吴鞠通所谓："徒清热而热不退"，以及"治湿非淡不渗、非辛不通"之义。本例在初起若以透表利湿并用，则伏邪及新感两解，或不致延长病程。

【引自】 中国中医研究院.蒲辅周医案.北京：人民卫生出版社，2005.

张伯臾医案

吴某，女，15岁。1973年5月25日初诊。体温39.7℃，高热12天，身热午后增高，至夜更甚，稍恶寒，口干欲饮，胸闷纳少，汗出不多；脉濡滑数，舌边红、苔白腻而干，咽红不痛，无咳嗽。

【辨证】 时邪夹湿，湿遏热伏。

【治法】 宣邪化湿。

【处方】 淡豆豉9g，黑山栀9g，金银花12g，连翘12g，藿香9g，茯苓12g，通草4.5g，块滑石24g，蒲公英30g，鲜芦根1支，甘露消毒丹（包煎）30g。

二诊（1973年5月29日）：体温38.2℃，寒热退后复起，舌苔白腻罩灰，面色苍白，口干便艰，今日解下燥屎，脉左细弱、右较有力。体质素弱，正虚邪恋，逗留气分，故拟疏解化湿，佐以扶正。

【处方】 银柴胡9g，青蒿9g，制半夏9g，党参9g，杏仁9g，炒薏苡仁15g，白豆蔻（研细后入）3g，白薇9g，益元散（包煎）12g，当归9g，陈皮4.5g。

三诊（1973年6月2日）：高热已平3天，低热未已，纳少乏力；脉细，苔薄、白腻，口不渴。正虚邪恋，仍拟扶正祛邪。

名医小传

张伯臾，别名湘涛。上海市人，早年从师于上海名医王文阶先生，1921年录取于上海中医专科学校，毕业后行医。1956年进上海市第十一人民医院任内科医师，1978年任上海中医学院内科教授。中医临床六十年，擅长内科杂病，辨证细致，分析精当，疗效卓著，深得病家信仰。撰有《张伯臾医案》《中医中药治疗急性心肌梗塞的经验》等。

【处方】银柴胡9g，青蒿9g，制半夏9g，党参9g，茯苓9g，橘红4.5g，白豆蔻（研细后入）3g，当归9g，香谷芽12g。

6月7日四诊：寒热已退清3天，面黄已减，纳食亦增，脉濡细，苔腻已化，形体瘦弱。脾运失健，拟调补脾胃以善后。

【处方】党参9g，炒白术9g，茯苓9g，木香3g，炙甘草3g，佛手4.5g，砂仁（后入）1.8g，当归9g，功劳叶12g。

◆ 解析

外感有风寒与风温之别，用药亦须区分。风寒夹湿每取三仁汤中杏仁、薏苡仁、白豆蔻三味宣化畅中；风温夹湿常用甘露消毒丹清热利湿。俟湿化，被遏之邪得以透达则热退矣。本例乃湿遏热伏而兼正虚，故虽先用宣邪化湿之剂4天，但热退复起，是热渐退，湿未尽化，正不胜邪之象，故改甘露消毒丹为三仁，参以党参、当归等扶正之品，方使身热净退。

【引自】刘克丽，王孟清. 儿科病名家医案·妙方解析. 北京：人民军医出版社，2007.

◆ 读案心悟

吴少怀医案

高某，男，5岁。1966年2月6日初诊。患儿于3天前发热，体温39℃。现仍恶寒，无汗，咳嗽，晨轻暮重，食欲缺乏，唇焦不思饮，大便利，小便黄；舌尖红、苔薄黄不润，脉沉数。

【辨证】表邪郁闭，肺卫不宣。

【治法】和解少阳，兼清肺胃。

【处方】小柴胡汤加减。柴胡1.5g，清半夏3g，黄芩3g，青蒿6g，地骨皮6g，陈皮0.9g，炒杏仁4.5g，浙贝母4.5g，淡竹叶1.5g。

二诊（1966年2月8日）：服药2剂，恶寒发热已轻，体温降至37℃，仍咳嗽重，纳少，唇焦，二便调；舌尖有红点、苔薄白、脉沉稍数。上方去清半夏、黄芩、柴胡，加连翘3g，生枇杷叶4.5g，炙桑白皮4.5g，生甘草1.5g。

三诊（1966年2月10日）：家长来述，服药2剂，热已全退，精神好，咳嗽轻，胃纳增进，夜眠好，二便调。

现在用二诊方去浙贝母、青蒿、竹叶，加炒知母4.5g，炒山药6g，焦山楂3g，炒神曲3g。加以巩固。

◆ 解析

患儿外感后由于表邪郁闭，肺卫失宣，故咳嗽、发热10余天不退，知其表邪内传，入于少阳，欲转阴分。此时虽然表邪未除，仍宜提透，若只宣肺解表，则里热不清，若先清里热则表邪内陷，故须从少阳枢机入手，提邪外透，兼清肺胃，随症用药，邪退正复，逐渐收功。

【引自】赵建新，邓国兴，田勇. 儿科名家医案精选导读. 北京：人民军医出版社，2007.

◆ 读案心悟

何任医案

张某，女，26个月。1965年9月28日初诊。感邪咳嗽，涕泪交作，身热不安，不思饮食，呕恶时作，大便欠化。

【辨证】外感风邪，内积饮食。

【治法】疏解表邪，消食化积。

【处方】金银花9g，连翘9g，桑叶9g，浙贝母6g，薄荷3g，甘菊6g，生甘草1.5g，姜竹茹9g，陈皮3g，大豆卷9g，保和丸（包煎）12g。1剂。

二诊（1965年9月29日）：身热见除，已思进食，便行1次，溲赤，咳嗽尚见。续以原意加减。

【处方】连翘9g，浙贝母9g，陈皮4.5g，姜竹茹9g，桑叶9g，金银花6g，炒牛蒡子6g，大豆卷9g，神曲6g，杏仁6g，紫苏散（包煎）12g，佩兰4.5g。1剂。

◆解析

本例第1方以保和丸（包煎）加入疏解药中，1剂见效；第2方予以少量的陈皮、神曲，主次非常分明。前后2方各1剂，深得幼儿给药法的大旨。《管见刍言》指出："外感病夹食者颇多，当思食为邪裹，散其邪则食自下。"

【引自】赵建新，邓国兴，田勇．儿科名家医案精选导读．北京：人民军医出版社，2007．

◆读案心悟

赵心波医案

刘某，男，3岁。初诊：正值流感流行，昨天突然高热，今晨体温仍39.2℃，咳嗽声浊；舌质红，脉浮数。血象：白细胞计数6.5×10^9／L；中性粒细胞0.46，淋巴细胞0.52，嗜酸性粒细胞0.02，诊为流行性感冒。

【辨证】风温袭表，郁于腠理。

【治法】宣散解表，清热。

【处方】荆芥穗6g，薄荷2.4g，金银花10g，紫苏叶5g，蔓荆子6g，连翘10g，炒杏仁5g，瓜蒌10g，芦根12g，浮萍2.4g，紫雪丹1.2g。每日1剂，服3次。

二诊：服药2剂，体温正常，余邪未净，偶有咳嗽；脉缓，咽红。继予清肺利咽，化余热之剂调理之。

【处方】菊花10g，蔓荆子6g，炒栀仁5g，鲜生地黄12g，麦冬10g，生甘草3g。

三诊：2剂即愈。

◆ 解析

突发高热，咳嗽声浊，脉象浮数，舌质红。中医学认为，皮毛者，肺之合也。风温上受，首先犯肺，因之咳嗽声浊，治以宣散解表，自属正法；但舌质红，脉现浮数，为热邪内潜，所以治此非加用清热之剂不能速效。赵老选用紫雪丹，因为紫雪丹泻火解毒，芳香逐秽，既可清解五脏六腑之热邪，又可逐经络之秽浊，防热毒内陷，配合解表宣散法能够迅速退高热，这是赵老治疗流行性感冒和其他发热性疾病的宝贵经验。

【引自】万力生.中医儿科临证治要.北京：学苑出版社，2012.

◆ 读案心悟

廖 濬 泉 医 案

蒋某，男，10个月。初诊：1963年10月23日。患儿发热1天，体温39.5℃，鼻流清涕，咳嗽声嘶痰鸣，夜烦而惊，食少呕逆，大便溏泻；舌红、

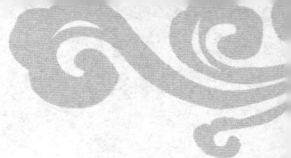

苔薄白，脉数。

【辨证】风寒闭肺，湿痰壅滞。

【治法】散寒解表，化痰平喘。

【处方】麻绒3g，淡豆豉6g，防风6g，枳实3g，麦芽10g，法半夏6g，陈皮3g，茯苓3g，赤芍6g，生姜2片。猴枣散1瓶，兑服。

次日午后复诊：仍发热，体温38.5℃，咳嗽气喘，声嘶痰鸣；舌淡红、苔薄白，脉数。

【处方】麻绒2g，杏仁5g，桂枝6g，桔梗3g，法半夏6g，陈皮3g，天竺黄3g，磁石12g，全蝎2枚，檀香3g，生姜2片，甘草2g，猴枣散1瓶。

三诊：服药后发热已退，咳嗽亦减，唯声嘶痰鸣，呕逆自汗；舌淡红、苔薄白，脉缓。系病后肺虚湿痰不尽，治以温化祛痰。

【处方】小白附子6g，麻黄根6g，清半夏6g，陈皮3g，茯苓10g，甘草2g，牙皂1个，磁石10g，沉香2g，生姜2片。

四诊：选加紫菀、百部温肺止咳，杏仁、紫苏子降气化痰，调理3剂而愈。

◆ 解析

小儿外感，由于肺脾不足，神气怯弱，常有夹痰、食滞、惊吓等因素。如叶桂所说："口鼻均入之邪，先上继中，咳喘必兼胸胀，虽因外邪，亦是表中之里……虽汗不解。"近代名医丁甘仁全面掌握外感病的基本规律，在伤寒医案中首举"外寒束于表分，湿痰内蕴中焦，太阳阳明为病。"其治法宗《伤寒论》而不拘泥于伤寒方，对儿科发病特点非常适宜。本病例因肺受寒束，气机不利，痰阻气道而有肺炎之变，故以丁老所拟"汗解化痰，重用表药"方为主，加猴枣散化痰镇惊，俟后亦重用温肺化痰止咳之品，使

◆ 读案心悟

寒散热越，肺胃调和，邪去正安。

【引自】郁晓维. 难治性儿科病辨治与验案. 北京：科学文献出版社，2011.

张志远医案 ①

黄某，男，6岁。平素体质稍弱，1个月前因受凉感冒，经多方求治无效，今来我院。症见：发热恶寒，体温升高至39℃，多汗；脉浮紧，舌红、苔薄白。

【辨证】外感风寒。

【治法】清热解毒，和解少阳。

【处方】小柴胡汤加减。柴胡12g，黄芩9g，太子参6g，半夏12g，炙甘草6g，板蓝根15g，生姜6g，大枣3枚。每日1剂，水煎服。

服上方3剂症状明显减轻，后加砂仁15g，茯苓20g，继服2剂而愈。

◆ 解析

小柴胡汤源于张仲景《伤寒论》，以疏散少阳之邪为主，有和解表里的作用。柴胡宣发驱邪于外，黄芩则泻热清里，两者乃其中要药；太子参益气生津；半夏、生姜和胃，降逆止呕；炙甘草补中矫味；生姜、大枣调和营卫，有行气养血作用；加板蓝根目的有二，既除时行热毒，又治疫邪感染，与柴胡、黄芩共为三大主药。

【引自】崔应珉，王淼，沈芳芳. 中华名医名方薪传·儿科病. 郑州：郑州大学出版社，2009.

◆ 读案心悟

张志远医案 ②

张某,女(双生),5岁。1989年2月18日。初诊。因发热、咳嗽、腹痛就诊。2天前因访友食其客饭,称小女儿嗜食肉食,又服饮料数杯,而称大女儿却羞于众人而进食较少,回家时途中冒雨,翌日小女儿发热,咽痛,流鼻涕,咳嗽,腹痛,呕吐,大便不爽,舌苔厚腻,脉滑有力,而大女儿只轻度鼻流清涕,别无他症。其父给小女儿服用"清热解毒口服液""小儿速效感冒冲剂"等药3天罔效。

【辨证】内伤食滞,复感外邪。

【治法】消食化滞,温脾健胃。

【处方】保和丸加减。焦三仙(焦山楂、焦神曲、焦麦芽)各12g,半夏6g,陈皮6g,炒莱菔子6g,鸡内金10g,佩兰8g,滑石12g,忍冬藤12g,连翘12g,薄荷8g。2剂。

大便2次,腹痛止,发热渐降,余症大减,继用2剂而愈。

◆ 解析

以上病例不仅多见,且临床表现重,单用治感冒药疗效差,而加上宣导化滞药后疗效明显提高,所以宣导化滞法在感冒中的应用是非常必要的,只要见到胃肠道症状即可加用;如胃肠道症状不明显而舌苔厚、脉滑者亦可加用消导药以提高疗效,缩短病程,因为绝大部分患儿感冒前大多有舌苔厚腻,可以看出小儿外感前多有伤食病史。

【引自】于作洋. 现代中医临证经验辑粹·儿科病. 北京:中国中医药出版社,2007.

◆ 读案心悟

李少川医案

王某，男，6岁。1985年11月24日初诊。3天来，身体无汗，鼻流清涕，头痛形寒，倦怠乏力，曾在某医院诊为病毒性感冒，予吗啉胍（病毒灵）、阿司匹林等药，服药汗出则热渐降，须臾汗收则身热复作。又加用速效感冒胶囊、紫雪丸等，热仍不退，遂前来就诊。

刻下症见身热暮重，体温37.8℃，热前略有形寒，手足微凉，鼻仍流涕，面色苍白，心烦胸闷，气短，形体消瘦，倦怠无力，纳差，口干不欲饮，小便清，大便稀溏，舌质淡、苔薄白，脉细无力。

【辨证】里虚邪陷。

【治法】益气解表，和中达邪。

【处方】参苏饮加减。太子参10g，紫苏叶10g，葛根10g，前胡10g，陈皮5g，半夏5g，枳壳5g，葱白3段，淡豆豉10g，神曲10g。每日1剂，水煎服，分3次服。

二诊：服上药3剂后，身热趋降，晚间体温37.2℃左右，形寒肢凉已解，心烦气短亦已，面色略转红润，胃口渐开，苔白，脉缓。余邪尚未尽除，治宗前方化裁。

【处方】太子参5g，紫苏叶5g，柴胡10g，葛根10g，陈皮5g，半夏5g，茯苓10g，炙甘草3g，神曲10g，生姜2片，大枣5枚。3剂，水煎服，每日1剂。

服上药3剂后，体温已正常，纳食佳，诸症均解，病告痊愈。

名医小传

李少川，中医儿科专家。四世业医，1942年又授业于北京四大名医汪逢春门下，深得真传。1944年悬壶津门。曾任天津中医学院一附院儿科主任、副院长，天津中医学院教务处副处长、副院长、硕士研究生导师，天津市中医药学会副会长，《天津中医》编委等职。李老从医六十余年，积累了丰富的医疗经验，为中医儿科事业做出了巨大贡献。

◆解析

本病初起，有身热无汗，形寒头痛，鼻流清涕，倦怠无力，食纳不馨等症状，本属风寒感冒之证，当时如能投以辛温宣肺、开泄肌腠之剂，就可迅速治愈。由于前医选用阿司匹林发汗，继以紫雪清热，过汗则表虚，过清则邪陷，不但身热久延不解，反增大便稀溏、手足微凉、面色苍白等症。患儿素体虚弱，且发热之前略有形寒肢冷，根据"有一分恶寒，便有一分表证"的辨证原则，故仍应以益气解表、和中达邪为上策，采用太子参、炙甘草益气补正；紫苏叶、前胡宣肺散邪；葱白、淡豆豉通阳达邪，宣泄除烦；枳壳、陈皮、半夏畅利气机；葛根、神曲鼓舞胃气，消导和中。诸药合用，使表里俱和，则病邪自除。

【引自】朱音，李洁，严世芸.近代国医名家经典案例·儿科病证.上海：上海科学技术出版社，2001.

◆读案心悟

刘弼臣医案

田某，女，7岁。1995年8月12日初诊。患儿3天前因天气太热，睡眠时吹电扇过度，次日晨起感周身乏力不适，发热，体温最高达39.3℃，家长给予服"百服宁""小儿感冒冲剂"等药，体温降至正常，数小时后体温复升，遂来院就诊。刻下症见：发热，周身酸痛不适，倦怠纳呆，头昏重，小便短赤。查体：体温38.8℃，咽红，双扁桃体不大，心肺（-）；舌质红、苔白腻，脉滑数。

【辨证】外感暑湿证。

【治法】清暑解表。

【处方】香薷饮加减。香薷10g，藿香10g，厚朴5g，白扁豆10g，生石膏（先下）25g，山栀子5g，淡豆豉10g，芦根15g，淡竹叶10g，紫苏梗10g。3剂，水煎服，每日1剂。

二诊：服药后体温已正常，周身酸痛明显减轻，神情转佳，头昏重、倦怠乏力症状基本消除，唯感不思饮食，口渴喜饮，小便短赤；舌质红、苔薄白少津，脉细数。证属暑湿碍脾伤阴，治宜清暑益气、滋阴养胃。

【处方】西瓜翠衣30g，太子参10g，麦冬10g，玄参10g，淡竹叶10g，芦根15g，生谷芽、生麦芽各10g，生山楂10g，天花粉10g，五味子10g，茯苓10g，白扁豆10g。5剂，水煎服，每日1剂。

服上药后，诸症消失，胃纳转佳，二便调，病告痊愈。

◆ 解析

本例患儿正值暑令外感，故出现发热，小便短赤；暑多夹湿，故而出现周身酸痛不适，倦怠纳呆，头昏重。而舌质红，苔白腻，脉滑数，均为外感暑湿之象。治疗以香薷、藿香、紫苏梗芳香化湿解表；湿易阻遏气机，故以厚朴、白扁豆健脾理气；暑邪伤人直至气分，故以生石膏、山栀子、淡豆豉清解气分郁热；芦根、淡竹叶轻清郁热使从小便而解。诸药合用，使郁热得解，则热退身凉。由于暑邪易耗气伤阴，故用清暑益气养阴以善其后，消食健胃以调后天之本。

【引自】刘弼臣. 刘弼臣临床经验辑要. 北京：中国医药科技出版社，2002.

◆ 读案心悟

刘韵远医案

杨某，男，2岁。1990年3月17日初诊。现病史：患儿发热3天，体温38.5～39.2℃，伴咳嗽流涕，在某门诊部曾服清热中药3剂，体温不退。查体：掀开衣被，见患儿周身无汗，有粟粒状皮疹，手指尖凉，精神欠佳，依偎母怀，不欲饮食；舌质淡，舌尖红、苔白，脉细数。

【辨证】风寒外束，肺卫失宣。

【治法】解表散寒，宣肺止咳。

【处方】荆芥6g，紫苏梗6g，桔梗6g，白芷6g，柴胡6g，紫菀10g，白前10g，苍耳子6g，生姜3片。3剂。

二诊：服药1剂后周身微汗出，2剂后体温降至正常，病愈。

◆ 解析

患儿为风寒感冒误饮用清热泻肺之品，所以无效。刘老根据患儿发热无汗，有粟粒状皮疹，手指尖凉等症状，辨证为寒邪束表，毛窍闭塞，正邪相争，病在太阳、少阳。故以荆芥、紫苏梗、苍耳子、白芷和生姜，辛温发汗，开泄腠理止涕，使热随汗解；柴胡清少阳之热，配紫菀、白前、桔梗止咳化痰。诸药合用，热退咳止病愈。

【引自】刘景惠. 刘韵远治疗小儿高热验案. 北京中医，2003，22（6）：11.

◆ 读案心悟

张光煜医案

王某，男，12岁。主诉：发热、咳嗽8天。查体：体温一直持续在37.5～39℃，下午较高，时有呕吐、腹痛，大便干结，精神欠佳；舌苔黄，脉浮数。

【辨证】 少阳阳明合病。

【治法】 和解少阳，解表攻里。

【处方】 大柴胡汤加减。柴胡9g，黄芩、半夏、白芍、枳实、茯苓、陈皮、炒紫苏子、炒莱菔子各6g，炒三仙（炒山楂、炒麦芽、炒神曲）各9g，甘草3g。2剂，水煎服。

二诊：药后体温降至正常，大便通利，精神增加，仍有咳嗽，胃纳欠佳。

【处方】 紫苏叶、前胡、杏仁、桔梗、陈皮、半夏、茯苓、枳实、炒三仙（炒山楂、炒麦芽、炒神曲）各6g，栀子9g，酒大黄3g，炒莱菔子9g，甘草3g。继服2剂病愈。

◆ 解析

张老治外感发热，组方用药有两个特点：一是表里双解，因小儿肌肤疏薄，藩篱不实，最易为外邪侵袭，而受邪之后，传变最快，化热最速，单纯的表证为时甚短，最常用大柴胡汤加减，解表攻里；其二是在表里双解剂中佐加消食导滞药，如山楂、麦芽、神曲、莱菔子等。因小儿脾胃发育未臻完善，饮食不知自节，最易内伤停滞，复为外邪所侵，往往内外合邪，表里同病。

◆ 读案心悟

【引自】贾六金，张才. 张光煜治疗小儿时行疾病验案三则. 山西中医，1996，12（1）：1.

施今墨医案

郑某，女，7个月。发热2天，体温38℃左右，手足心甚热，时有汗出，啼哭烦躁，大便泻绿色沫，日行6～7次，食乳如常；舌苔白，指纹色紫达于风关之上；脉滑数。大便泻绿沫为内蓄郁热，发热有汗为外感风邪，手足心热是属消化不良，啼哭烦躁，腹痛不适之故。

【辨证】 外感风热，内蕴食积。

【治法】 清热解表，消食化积。

【处方】 干苇根5g，酒黄芩3g，赤芍3g，干白茅根5g，酒黄连1.5g，赤茯苓5g，煨葛根3g，蝉蜕3g，苍术炭3g，川厚朴1.5g，炒建神曲3g，炒香豉5g，白通草1.5g，赤小豆6g，炙甘草梢1.5g。

◆ 解析

施老其学崇尚西医，1936年倡导以西医病名为主，中西对照统一疾病名词。学术上提倡革新中医，以为"中医之改进方法，舍借用西学之生理、病理，以互相佐证，实无别途。"并总结临证经验，创立新说。曾以"气""血"补充于八纲之中，提出"十纲"辨证，而倡以阴阳为总纲。对外感热病，重视内因。认为内有蓄热则易感外邪，据此而提出辨证立法，如七清三解、六清四解法等。临证灵活善变，不拘成方，擅治糖尿病、胃肠及妇科疾病，曾拟治脾胃病十法。组方时，计算各类功效药（如

◆ 读案心悟

扶正与祛邪药）之间比例，常以双药合用，世称"施氏药对"。早年即用西医检查手段，并以西医病名诊断疾病。其研制成药，如气管炎丸、神经衰弱丸等，疗效较著。

本案乳儿胃肠力弱，喂乳不当即现停滞。食积化热，易感风寒，俗谓"停食着凉"即此类病。热泻用葛根黄连黄芩汤最宜。本方服2剂，其父来云：热退泻止，是否尚需服药。施老嘱云：病已痊愈可不必服药，今后注意饮食调养为要。

【引自】祝谌予.施今墨临床经验集.北京：人民卫生出版社，2006.

黎炳南医案

吴某，男，13岁。1993年8月20日因发热1个月就诊。患儿1个月前打球后大汗淋漓，迅即回家洗澡，因天热洗完澡后在风扇下吹风，第2天即恶寒、发热、喉咙不适，遂至医院就诊。当时诊为扁桃体炎，肌内注射青霉素60万U，每日2次，并内服头孢氨苄（先锋Ⅳ）及退热药物；隔日下午体温不但未退，反而升高至40.3℃，加服清热解毒、利咽止咳之中药，用银翘散合五味消毒饮加减。服药3天，发热稍退，但每天下午均有1次明显高热，体温在39℃以上，时间长短不等，遂于市某医院留医。

患儿住院后经检查，心肺正常，胸部X线片无阳性体征，周围血常规白细胞稍偏高，其他多项实验室检查均

名医小传

黎炳南，惠州市惠城区人，我国著名儿科病专家。父亲黎德三是惠州名医。黎炳南曾任广州中医药大学教授、主任医师。擅长中医儿科、内科。曾参与撰写与审订新中国成立以来首批中医学院统一教材《中医儿科学讲义》。近年发表《略论补虚法在儿科的运用》《小儿哮喘论治》《略论"治病必求于本"》等学术论文20多篇。

第一章 感冒

属正常范围，治疗以头孢唑啉钠（先锋Ⅴ）加地塞米松静脉滴注。开始2天体温即趋正常，第3天午后体温又达40℃左右，且有恶寒、怕冷、出汗等症，2小时后体温下降至38℃，反复数天如是，疑为疟疾，故于每天发热时采血查找疟原虫，连续3天，均为阴性。改用静脉滴注头孢哌酮钠，但效仍不显。考虑为血液病，准备做骨髓穿刺检查，但其家长坚决反对，并提出请中医会诊，用中药治疗。

黎老前往诊视时，适逢患儿恶寒发热之期。期间周身发抖，体温40℃，心烦不安，持续1小时左右，寒战止，热渐退，弥后则大汗出。近日二便正常，饮食不振，察其面色无华，神疲；脉浮数无力，舌红、苔白腻。

【辨证】邪伏膜原之发热证。

【治法】透达膜原，化湿清热，佐以扶正益气。

【处方】青蒿15g，鳖甲30g，桂枝10g，升麻10g，柴胡15g，白芍12g，党参20g，厚朴10g，草果5g，炙甘草6g，黄芩10g，防风8g。3剂。

并嘱停用抗生素及激素，不要进食生冷食品，服药后可进热粥以助药效。

二诊（1993年8月23日）：服药后3天中曾有1次发热，体温39℃，但无明显寒战及大汗，余症同前。继用上方，再服4剂。

三诊（1993年8月27日）：近4天无发热，精神明显好转，胃纳渐佳，二便调；舌淡红、苔薄白，脉略细，病已痊愈。以异功散合生脉散加味再进3剂，以巩固疗效。

◆解析

小儿肌肤嫩薄，腠理疏松，卫外功能未固，对外界的适应能力较差，加上寒暖不能自调，若护理不周，最易为外邪所侵，邪袭肌表，开合失司，出现怕风恶寒、闭汗、发热、流涕等外感表证。治当疏风解表，使邪从汗解，热退病除。

◆读案心悟

患儿初因大汗后伤于水湿、凉风而起病，致表邪郁而不解，应用大量清热之品（包括西药），使邪内陷，幸好患儿素质尚好，故邪始终流连半表半里之间，尚未深入于里，其症寒战发热，热退汗出，似疟非疟，实为邪伏膜原之发热证。膜原者，为胸膜与膈肌之间，位居半表半里，湿浊与温热之邪留恋于膜原，郁遏阳气，故出现外有寒战，内有烦热的憎寒壮热症状，而面色无华，神疲，脉无力，是病久正气耗伤之征。故治以透达膜原、化湿清热为主，佐以扶正益气法。草果、厚朴辛香化浊，可宣透伏于膜原之湿浊；青蒿、柴胡可疏解少阳半表半里之邪，配以桂枝、升麻、防风宣透解表，使邪有外透之机、速离膜原；黄芩苦寒，可清被郁之热；党参、白芍、鳖甲、炙甘草益气和阴，使正气恢复，以助逐邪外出。药中病机，故药进3剂症减，再进4剂而愈。

【引自】黎世明.黎炳南儿科经验集.北京：人民卫生出版社，2004.

第二章　发热

　　发热是儿科常见的一种急性临床症状。中医学一般将小儿发热分为两大类，即外感发热与内伤发热。外感发热系由于感受"六淫"所引起；内伤发热多因内伤乳食，积滞化热，或病久阴虚所致。由于小儿发热病因不同，表现的症状各异，治疗方法亦有区别，所以必须认真地进行辨证施治。

　　小儿外感发热系指外感风、寒、暑、湿、燥、火"六淫"，以及疫疠之气等外邪感染引起的发热。小儿脏腑娇嫩，气血未充，若风寒湿外袭，腠理闭束，寒气外凝，阳气内郁，不能宣泄，正邪相搏，搏于卫则恶寒，搏于营则发热，故症见恶寒、发热。暑热燥气，其性炎热，为阳邪，更易耗气伤阴，气伤则正虚，阴损则阳亢，阳亢则热作，有壮热、口渴、脉洪、汗多等症。另有疫疠之气，它不同于六淫，是指传染性疾病的一种致病原因。《素问·刺法论》云："五疫之至，皆相染易，无问大小，病状相似。"临床常见的痄腮、疫疠、白喉、烂喉丹痧、霍乱、瘟疫等都属于疫疠病的范畴。这些疾病都有发热症状的出现。

魏 长 春 医 案

赵某，女，9岁。初诊：春季发热咽痛，乳蛾红赤，口唇生疮，心腹痛、纳呆；舌苔淡黄腻，脉滑数。

【辨证】风邪外袭，肺胃热炽，内伤积滞。

【治法】清肺消积。

【处方】泻黄散加味。藿香6g，防风6g，生石膏1.5g，栀子6g，连翘10g，法半夏6g，陈皮3g，枳实6g，焦山楂10g，竹茹6g，甘草3g。

二诊：次日脉静身凉，诸症随减，再以清热导滞，用导赤散合温胆汤加减以善其后。

◆ 解析

风湿夹积，阳明见症居多。用藿香、防风疏风解表，石膏、栀子清热泻火；连翘、赤芍消痈散肿；枳实、焦山楂消食散积；半夏、陈皮、竹茹和胃止呕；甘草调和诸药。与肺家见症为主者有异，故不同质的矛盾，用不同的方法去解决。质指的是中医的"证"。

【引自】刘平，张婉瑜，杨建宇.国医大师验案良方·妇儿卷.北京：学苑出版社，2010.

◆ 读案心悟

陈 显 国 医 案

郑某，女，2岁3个月。1998年8月6日初诊。高热不退已3天，咳嗽，不食，腹胀满，大便不干，曾使用多种抗感染药、退热药等效果欠佳。查体：体温39.1℃，指纹红紫，脉象浮数，舌质红、苔薄白；心肺（－），肝脾（－）。

【辨证】暑伤肺胃。

【治法】清暑润肺，佐以和胃。

【处方】生石膏30g，芦根30g，薄荷4.5g，连翘9g，鱼腥草9g，金银花9g，紫苏叶4.5g，佩兰6g，银柴胡8g，生姜1片。水煎服，每日1剂。

二诊：服后微汗出，高热即退，体温36.5℃，诸症消失。

◆ 解析

肺炎发热，外感风热犯肺，或寒郁化热，热烁肺阴，肺失清宣。正如《幼科秘诀》所说"咳嗽属肺，风热郁于肺则生痰"。痰热壅盛，阻于气道，故临床常见发热、咳嗽、气急、鼻煽、烦躁、喉中痰鸣等症。小儿肺炎虽有风寒闭肺、风热闭肺、正虚邪陷与正虚邪恋等不同类型，但临床常见的肺炎发热以风热闭肺为最多。

【引自】于作洋.现代中医临证经验辑粹·儿科病.北京：中国中医药出版社，2007.

◆ 读案心悟

刘 征 利 医 案

潘某，女，14岁。2000年4月8日初诊。主诉：发热4天。4天来一直发热，体温最高39.5℃，汗出不解，烦躁，口干，咽痛，流黄涕，不咳，恶心，每天呕吐2次，腹胀，纳差，大便4天未解。体检：精神可，面赤，咽充血，扁桃体肿大，有脓性分泌物，心肺（－），腹胀软，脐周轻度压痛，无反跳痛，无肌紧张。查血常规示白细胞13.2×10^9／L，中性粒细胞0.738，淋巴细胞0.235，单核粒细胞0.027。中医诊断：乳蛾；西医诊断：化脓性扁桃体炎。

【辨证】表里俱热证。

【治法】清热和解，消导通降。

【处方】大柴胡汤加减。柴胡10g，黄芩10g，半夏10g，白芍10g，枳壳10g，厚朴10g，知母10g，青蒿10g，川大黄6g，荆芥穗6g，甘草6g。2剂，水煎服。

二诊（2000年4月10日）：服药2剂后，患儿热退吐止，咽痛消失，纳增，大便通畅，无腹胀。体检：咽稍红，扁桃体未见脓性分泌物，腹平软，无压痛。予保和散消导理气和中，以善其后。

◆ 解析

化脓性扁桃体炎为溶血性链球菌感染所致，临床常用抗生素治疗。本例患儿，外有发热、咽痛、流黄涕，内有腹胀、恶心、纳呆、大便3天未行，为表里俱热之证，故治以清热和解，消导通便降逆，单以加减大柴胡汤取其表里双解之效。方中柴胡、黄芩、知母、青蒿清热泻火；枳壳、厚朴、川大黄消导利气，通下热结；荆芥穗解表透邪；半夏、白芍和中降逆。服药2剂，热退，诸症消失。

【引自】崔应珉，王淼，沈芳芳.中华名医名方薪传·儿科病.郑州：郑州大学出版社，2009.

◆ 读案心悟

王金兰医案

郑某，女，2岁3个月。1983年8月6日初诊。患儿发热1个月。口渴喜饮，尿多，无汗，厌食，腹胀，经某医院多项检验，诊为夏季热，用多种抗感染药、维生素类药与退热药，收效甚微，停药后再度发热。现仍发热，体温39℃，伴有咳嗽，喉中痰鸣，大便软，小便黄。查体：心肺（-），肝脾（-）；舌质红、苔薄白，指纹红紫。

【辨证】暑伤肺胃。

【治法】清暑润肺，和胃益气。

【处方】苇根、生石膏各30g，金银花、连翘、鱼腥草、银柴胡各9g，佩兰6g，北沙参9g，薄荷叶、紫苏叶各4.5g，生姜2片。3剂，水煎服。

二诊：服药后身微汗出，发热即退。改用小儿散剂"清热散"巩固疗效告愈。

◆ 解析

小儿夏季热是婴幼儿时期的一种特有疾病，多见于3岁以下的小儿。有严格的发病季节。临床以长期发热、口渴多饮、多尿、无汗为特征。因发病在夏季，故称夏季热。近代医家对本病名的认识意见不一致，有称"夏季热""暑热证""阳明经热"，或称"暑热消渴证""婴儿汗闭性暑热证"与"小儿暑天发热口渴多尿综合征"。本案系暑热伤阴、肺胃不和所致。方中生石膏、薄荷、连翘清凉去暑，"寒以胜热"之法；苇根、金银花、鱼腥草润肺、化痰、止咳；沙参养肺胃之阴；佩兰、柴胡疏肝和胃以理气；少佐紫苏叶、生姜者，以制石膏之寒，化冰水而为甘露也。

【引自】郁晓维. 难治性儿科病辨治与验案. 北京：科学文献出版社，2011.

◆ 读案心悟

胡亚美医案

周某，男，10个月。病起于7月份，发热已月余。每日体温稽留于38～39℃，上午较高。西医诊断不明，用过退热药、抗生素等均无效验。前医投祛暑清热、补中益气剂，杳无声息。诊患儿出汗较多，汗出不湿，汗后热势不降，精神较差，入寐时作惊惕；面色㿠白，形体消瘦，食欲缺乏，口干欲饮，尿多不黄；舌质淡红、苔薄白。

【辨证】营卫不和，气阴两伤。

【治法】调和营卫，温阳固表，养阴清热。

【处方】炙桂枝1.5g，煅龙骨、煅牡蛎各20g，白芍12g，天冬、麦冬各10g，炙鳖甲12g，地骨皮10g，六一散（包）10g，生姜2片，大枣5枚。

名医小传

胡亚美，女，中共党员。1947年7月毕业于北京大学医学院，北京儿童医院副院长、院长、名誉院长；1994年当选为中国工程院院士。胡亚美教授从医多年来在医疗、教研的实践中积累了丰富的经验，带领院血液病专业组攻克严重危害小儿健康的血癌（即白血病）成绩卓著，5年以上存活率达74.4%，达到世界先进水平，为全国甚至世界所瞩目。

药后次日，身热已降，服药4剂，其间仅有1日停药时体温达38℃，精神稍好；出汗减少，夜寐偶惊，食欲仍差，饮水减少，鼻流清涕；舌质淡红、苔薄白。阴津回复，气阳未振，藩篱不固，继予益气温阳固表法进之。

【处方】炙桂枝1.5g，白芍10g，煅龙骨、煅牡蛎各20g，黄芪10g，炒苍术10g，防风6g，六一散（包）1g，生姜2片，大枣5枚。

继服4剂，身热已平，出汗不多，精神振作，唯纳谷欠香，再予前法增损调理而愈。

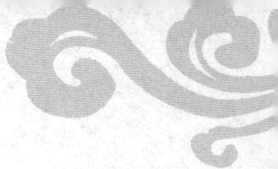

◆ 解析 ～～～～～～

发热是疾病的一种表现，而不是一种独立的疾病。因此，对小儿发热不能单纯地着眼于退热，而应该积极寻找发热的原因，治疗原发病。患儿虽口渴、多尿，但出汗较多，乃知非暑伤肺胃之夏季热。其发热不退，肌疏汗泄，为营卫不和之征象，故以调和营卫、温阳摄阴为主，初起佐以养阴，津复后配益气固表，均从扶正着手，使气阴回复，营卫调和，则其热自退。

【引自】郁晓维. 难治性儿科病辨治与验案. 北京：科学文献出版社，2011.

陈 宝 义 医 案

施某，女，4岁。2005年7月20日初诊。主诉：低热伴纳呆1月余。1个月前无明显诱因出现低热，午后尤甚，体温37.3～38℃，咽稍痛，不咳，手足心热，时腹痛，不吐，纳呆，大便干；舌红、苔黄厚，脉滑数。查咽稍红，腹胀。查血、尿、便常规无异常，结核菌素试验（－），腹部B超示无异常，胸部X线片无异常。中医诊断：发热；西医诊断：慢性低热。

【辨证】食积发热证。

【治法】清热和中，消导通降。

【处方】藿连保和汤加减。藿香10g，黄连3g，厚朴10g，清半夏10g，焦三仙30g，广陈皮10g，柴胡10g，连翘10g，荆芥穗10g，云茯苓10g，炒枳壳10g，甘草6g。2剂。水煎服，每次服50mL，每日2次，每日1剂。

二诊（2005年7月22日）：服药后偶有发热，咽不痛，手足心热，偶有腹部不适，余无不适，纳增，大便不畅；舌质红、苔薄黄，脉滑数。前方加麦冬15g，服药7剂。

三诊（2005年7月29日）：服药后近几日无发热，手足心不热，食量恢复正常，大便调，每日1次，成形软便；舌质淡红、苔薄白，脉滑。停药。

◆ 解析

◆ 读案心悟

《证治准绳·幼科·宿食》曰："小儿宿食不消者，胃纳水谷而脾化之，儿幼不知撙节，胃之所纳，脾气不足以胜之，故不消也。"小儿为稚阴稚阳之体，脏腑娇嫩，脾常不足，常因饮食不节而致乳食内停，壅塞脾胃，脾胃运化功能失调，乳食停滞不化，易化内热而致食积发热。其患病之因乃饮食不节，郁积发热。《幼幼集成》曰："夫饮食之积，必用消导。消者，消其积也。导者，行其气也。"其治疗采用清热和中，消导通降。方拟藿连保和汤加减。初诊之方，藿连汤合保和汤加减以健脾清热和中，消导通降，考虑小儿此时体虚易感，故加入荆芥穗以防外感；二诊诸症状即有明显改善，方药对证，考虑热久伤津液，加入麦冬以养胃阴；三诊诸症平和，停药。

【引自】贺兴东.当代名老中医典型医案集·儿科分册.北京：人民卫生出版社，2014.

孔光一医案

黄某，女，10岁。1999年5月21日初诊。主诉：持续发热1个月。患儿于4周前出现颈淋巴结肿大、低热，体温38℃左右，按上呼吸道感染治疗，体温未下降。3周前体温升高至39～39.8℃，伴有寒战，精神弱，食欲缺乏，大便干燥，颈淋巴结仍肿痛，最大直径3～4cm，不伴皮疹及关节痛。查体：神清，精神弱，面潮红，颈淋巴结肿大，最大3cm×4cm，质中，压痛，活动可，无粘连，咽红，双扁桃体无肿大；心肺查体无异常；腹平软，未触及包块，肝脾无增大。各关节无红肿，活动可，神经系统检查未见异常；舌质红、苔白厚、中间褐色，脉细数。实验室检查：血常规可见白细胞计数$5.7×10^9$／L，中性粒细胞0.67，淋巴细胞0.32，血红蛋白及血小板正常，血培养阴性，EBV–IgM阴性，血清嗜异凝集反应阴性。温热之邪侵袭人体，最易耗伤阴津，长期高热反复服用退热药，使患儿大汗淋漓。汗为阴液，日久必伤阴津，阴液亏虚而邪气未去，则导致长期发热。其治疗既不可纯用养阴，恐滋腻太过而恋邪，更不得任用苦寒，虑其化燥更伤阴液，当养阴与透热并进，方为正法。中医诊断：温热病（热入营分）；西医诊断：发热待查，淋巴结炎。

【辨证】邪热内蕴，阴分已伤。

【治法】养阴清热，透邪外达。

【处方】青蒿10g，鳖甲12g，地骨皮10g，白薇10g，银柴胡10g，炒常山4g，玄参10g，生地黄10g，鲜芦根30g，寒水石10g。7剂。紫雪散1支，分2次服。

二诊（1999年5月28日）：热退，精神状态好转；咽稍充血，颈淋巴结肿大，最大3cm×3cm，质中，无压痛，活动可，无粘连；舌质红、苔白厚，中间呈褐色，脉细数。原方5剂继清余热。

三诊（1999年6月6日）：体温正常，颈淋巴结减小至2cm×2cm，复查血常规未见异常，红细胞沉降率稍高，C反应蛋白（CRP）正常。舌质红、苔白厚，脉细数。治以甘寒育阴，清透余热。前方去紫雪散、寒水石、银柴胡，加用养阴之品，意在温病后期，阴液已伤，以滋阴养液为中心，兼行清热降火，辛凉透散。

【处方】青蒿10g，鳖甲12g，地骨皮10g，白薇10g，炒常山4g，玄参10g，生地黄10g，鲜芦根30g，生知母、生黄檗各6g，鲜白茅根30g，青黛3g。7剂。

四诊（1999年6月15日）：体温平稳，颈部淋巴结肿痛消失。血常规、红细胞沉降率及CRP等指标均正常。舌红、苔白，脉滑。诸症已愈，未再服药。2个月后随访，患儿未再发热。

◆ 解析

采用甘寒育阴、清透余热之法取得良好疗效，常选用青蒿鳖甲汤合清骨散加减。鳖甲咸寒，直入阴分，滋阴以退虚热，能入络搜邪；青蒿苦辛寒而芳香，清热透络，引邪外出。两药配伍，"有先入后出之妙，青蒿不能直入阴分，有鳖甲领之入也，鳖甲不能独出阳分，有青蒿领之出也"，银柴胡甘苦微寒，善退虚热而无苦泄之弊。《本草正义》言其"退热而不苦泄，理阴而不升腾，固虚热之良药"，地骨皮降肺中伏火，凉血退蒸；紫雪散寒凉清热，芳香开窍，配合息风安神。温病后期，阴液已伤，以滋阴养液为中心，兼行清热降火，辛凉透散。

【引自】贺兴东. 当代名老中医典型医案集·儿科分册. 北京：人民卫生出版社，2014.

◆ 读案心悟

裴学义医案 ①

左某，女，6岁。1997年11月19日初诊。主诉：反复发热。现病史：患儿自幼容易感冒，平均2～3周发热1次，体温在38.5℃左右，每次伴咳嗽、流涕、咽痛。3天前又出现发热，血常规正常，经抗感染治疗后体温已降至正常，仍有咳嗽。平素患儿纳食不香，小便黄，大便干燥。现症：精神可，体质消瘦，咽部充血，双扁桃体Ⅱ度肿大，心肺腹查体未见异常；舌质红、苔白厚腻，脉滑略数。中医诊断：发热；西医诊断：反复呼吸道感染。

【辨证】脾肺气虚，湿热内蕴。

【治法】清热解毒，健脾化湿。

【处方】鲜芦根30g，滑石10g，金银花10g，连翘10g，瓜蒌20g，板蓝根10g，炒莱菔子4g，象贝母10g，黄芩4g，草豆蔻4g，砂仁4g，半夏4g，化橘红4g。7剂，水煎服。

二诊（1997年11月23日）：服药1周，咳嗽消失，纳食增加，但1天前又出现发热，体温37.4～37.5℃；舌质红、苔白腻。证属余热未清。

【处方】淡竹叶3g，生石膏15g，鲜芦根30g，鲜白茅根30g，地骨皮10g，滑石10g，苍术4g，炒莱菔子6g，莲子心4g，青黛3g，金银花10g。7剂，水煎服。另：紫雪丹1支，分2次冲服。

三诊（1997年11月30日）：服上方1周，体温降至正常，又继服上方4周，巩固治疗，追踪半年未再发热。

名医小传

裴学义，著名中医专家，主任医师，教授。曾任北京儿童医院中医科主任医师。享受国务院政府特殊津贴。为中医大师孔伯华的关门弟子，随师研习十一年，深得前辈治学精髓真传。对小儿肝、胆、脾、胃、心、肾、肺疾病的治疗经验丰富。擅长治疗儿科咳喘症、厌食症、肝胆病等疾病。主编《孔伯华医案》《裴学义临床经验集》等数十篇。

儿科病

名医验案解析

◆ 解析 ～ ～ ～

◆ 读案心悟

对于反复发热、感冒的患儿主要考虑为肺脾气虚，余热未尽所致。疾病恢复期宜用竹叶石膏汤加减清解余热，里清表自和，若余热未净则容易招致外邪而引发反复发热。患儿平素纳差、消瘦，故感染部位虽在肺系而脾胃虚弱常是根本，故治疗时应肺脾同调，清肺热与健脾化湿药物合用，经综合调理患儿咳嗽很快得以控制。

二诊时针对患儿再次出现低热，继续清解余热，体温正常后又巩固治疗4周，以防死灰复燃。经表里同调后，患儿半年未再发热。

【引自】贺兴东. 当代名老中医典型医案集·儿科分册. 北京：人民卫生出版社，2014.

裴 学 义 医 案 ②

黄某，女，10岁。1999年4月28日初诊。主诉：发热40天。现病史：患儿40天前开始发热，每天体温高达39℃左右，在内科病房住院治疗，诊断考虑"EB病毒感染""支原体感染"。予抗生素及抗病毒药物静脉滴注治疗，治疗3周，体温仍无下降趋势，纳食不香，二便正常。辅助检查：血常规正常，EBV–IgM（＋），支原体抗体（＋），骨髓穿刺结果为感染骨髓象。

现症：精神弱，呼吸平稳，面色黄白，咽部充血，双扁桃体Ⅱ度肿大，双侧颈部可触及2～3个肿大淋巴结，约0.5cm×0.5cm，心肺腹查体未见异常，神经系统检查正常；舌红、苔薄白，脉细数。中医诊断：内伤发热；西医诊断：EB病毒感染，支原体感染。热病日久，耗伤阴液，导致阴精亏虚，阴衰而阳盛，水不制火，阳气偏盛而引起发热。

【辨证】久病伤阴而致阴阳失和。

【治法】滋阴清热，调和阴阳。

【处方】青蒿10g，鳖甲15g，地骨皮9g，炒常山4g，银柴胡9g，白薇9g，寒水石9g，玄参10g，生地黄15g，板蓝根9g。7剂，水煎服。另：紫雪丹1瓶，分2次服。

二诊（1999年5月2日）：服药1周，体温降至低热37.5℃左右，继服上方，7剂。

三诊（1999年5月9日）：体温低热，3天后又出现发热38～39℃，手心发热，咽赤，大便2天1次，考虑为余热未尽，阴分暗伤，改方为竹叶石膏汤合青蒿鳖甲汤加减。

【处方】淡竹叶3g，生石膏15g，青蒿9g，鳖甲15g，地骨皮9g，鲜芦根30g，鲜白茅根30g，玄参15g，生地黄15g，瓜蒌20g，炒常山4g，白薇9g，知母10g，黄檗10g。7剂，水煎服。

四诊（1999年5月16日）：体温正常，大便正常；舌质淡红、苔少，脉细。继续滋养阴液，清解余热。

【处方】石斛10g，玄参10g，生地黄10g，淡竹叶3g，生石膏15g，鲜芦根30g，鲜白茅根30g，地骨皮9g，知母10g，黄檗10g，青黛3g，紫草9g。7剂，水煎服。

五诊（1999年5月23日）：体温未再出现发热，有时性急，易出汗；舌红、苔少。前方加炒栀子清心除烦，加生牡蛎养阴清热、固涩止汗。

【处方】石斛10g，玄参10g，生地黄10g，淡竹叶3g，生石膏15g，青黛3g，紫草9g，天冬10g，麦冬10g，炒栀子6g，竹叶3g，生牡蛎30g。7剂，水煎服。

◆解析

患儿发热40余天，病程较长，结合舌脉考虑阴液亏损，属内伤发热范畴，以青蒿鳖甲汤加减以养阴清热，使阴液得复而制亢盛之阳，阴阳相济则虚热可除。小儿发热临床多见，需

◆读案心悟

要区分是外感发热，还是内伤发热。外感发热起病较急，属实证，治疗以祛邪为主；而内伤发热多病程长，表现为正气亏损、阴阳不和，属虚证。因小儿发病易虚易实，故外感发热也不可汗下太过，应中病即止。小儿内伤发热既不能峻补，亦不能过用苦寒，应辨证采用清化湿热或养阴清热，调和阴阳为宜。

【引自】胡艳. 裴学义儿科临证百案按. 北京：人民卫生出版社，2013.

张珍玉医案

刘某，男，8岁。5个月前因感冒见有发热、咳嗽、流涕、头痛、呕吐，继而出现荨麻疹，曾到当地医院进行治疗。疹退后出现间断发热，初期2～3天发热1次，以后每天均有发热，体温自上午11时开始上升，高达39℃以上，持续4小时左右，多能自行缓解，查体除咽部稍红外，未见其他阳性体征。又到天津某医院就医，未能确诊而来我院住院治疗。

实验室检查：血、尿、便常规未见异常，红细胞沉降率12mm／h；抗链球菌溶血素O1∶400，嗜酸性粒细胞计数$22×10^6$／L，IgG1407mg／dl，IgA 71mg／dl，IgM 138.6mg／dl；HbsAg（－），结核菌素试验未见异常；血、尿、咽拭子各培养3次，均无细菌生长；十二指肠引流、肝脾B超、脑血流图、心电图均无异常；体温39.3℃时血涂片未找到疟原虫。给予青霉素、氨苄西林、卡那霉素、红霉素等交替静脉滴注，未见明显效果，改用中医治疗。

症见：高热，午前体温上升，高达39～39.5℃，有时达40℃以上，无恶寒、流涕、咳嗽等症；面色苍白，咽微红，纳呆，食少，溲赤；舌偏红、苔白，脉数。中医诊断：发热；西医诊断：发热待查。

【辨证】风热内闭经络。

【治法】清解透络。

【处方】忍冬藤20g，丝瓜络8g，佩兰8g，菊花6g，桔梗6g，陈皮10g，银柴胡12g，甘草3g，茯苓6g，山豆根10g。每日1剂，水煎服，共服4剂。

二诊：发热较前减轻，体温在38.5℃左右，口渴，咽干，纳呆；舌红、苔薄白，脉细数。证属气血两亏，治宜益气养阴，投以沙参、玉竹、白扁豆、天花粉、青蒿各8g，忍冬藤、白茅根各15g，知母、地骨皮各10g，银柴胡、牡丹皮、胡黄连、炒麦芽、鸡内金各6g，嘱服15剂。

三诊：发热间隔时间延长，6～7天发热1次，体温在38～38.5℃，面色㿠白，胃脘不适，纳少，吐白痰，大便溏，日下2次；舌淡红，脉数。改上方为白术、茯苓、陈皮、川厚朴、白芍、功劳叶、玄参、连翘各6g，鸡内金、地骨皮各9g，焦三仙（焦山楂、焦麦芽、焦神曲）各15g，甘草3g。服15剂后体温恢复正常，停药观察2周，未见复发，嘱其出院。

半年后追访，该患儿除1次感冒外，体温均在37℃以下，无其他不适。

◆ 解析

本例正如叶桂所云："初为气结，在经；久则血伤，入络。"邪热久郁不去，耗气伤阴，形成正虚邪恋之象，正气不支，故病久不愈。日中为阳气旺盛之时，正气借天阳之助，欲驱邪于外，邪正相争，故而发热；日西阳气渐衰，正不达邪，高热自退。根据"急则治其标"之原则，首先采用清解透络之法，外散其邪；随即投以益气养阴之品，扶助正气，增强患儿抗病能力，正复邪去，康复出院。

【引自】 贺兴东.当代名老中医典型医案集·儿科分册.北京：人民卫生出版社，2014.

◆ 读案心悟

杨 以 阶 医 案

李某，男，13岁。主因发热5天，于1992年2月11日初诊。患儿5天前不明原因引起发热，体温38.5℃左右，每以夜间为甚，伴纳呆、食少，大便次数多，每天行2～3次，曾服"清热解毒口服液""小儿至宝锭"，以及肌内注射"小诺米星"等药，疗效欠佳而来我院就诊。现主症：患儿面色潮红，发热；纳呆，手足心热，舌红、苔白厚，脉滑数有力。

【辨证】脾失健运，水湿潴留，郁久化热。

【治法】清热解毒，健脾和胃。

【处方】黄连15g，黄芩8g，栀子6g，川厚朴8g，佩兰8g，荷叶6g，青蒿8g，茵陈8g，豆卷8g。水煎服，每日1剂。

二诊：服上药3剂后，体温降至37.4℃，余诸症均减，大便成形。继用前方加滑石10g，甘草3g。又尽4剂，病愈。

◆ **解析**

该患儿低热、身烦、胸闷、倦怠、懒动、头重如裹、大便稀，为一派湿郁中焦之象。故方中黄连、黄芩、栀子入于上中下三焦，清热解毒燥湿；佩兰、茵陈、豆卷、荷叶芳香化湿开窍；川厚朴健脾和胃，理气燥湿，使得气行湿化；青蒿退虚热。全方共奏清热燥湿、理气退热之效，病乃愈。

【引自】朱玲玲，陈沛熙. 古今名医临证实录丛书·儿科病. 北京：中国医药科技出版社，2013.

◆ **读案心悟**

第三章　咳嗽

咳嗽是小儿肺部疾病中的一种常见证候，一年四季均可发病，尤以冬、春为多。外界气候变化剧烈，常能直接影响肺气宣肃，引起咳嗽。小儿脏腑娇嫩，卫外不同，更易发生。各年龄段均可发病，尤以3岁以内小儿更为多见。

咳嗽之名早在《黄帝内经》中就已提到，《素问》中专有一篇"咳论"来论述咳嗽，可见咳嗽是一个古老的病名。之后张仲景的《伤寒论》《金匮要略》中也提到咳嗽。儿科专著《颅囟经》和钱乙的《小儿药证直诀》中都论述到小儿咳嗽，但"小儿咳嗽"病名的首次提出是在《活幼口议》。刘昉的《幼幼新书》及万全的《科幼发挥》分别称为"痾嗽"和"喘嗽"。陈飞霞《幼幼集成·咳嗽证治》中指出："凡有声无痰谓之咳，肺气伤也；有痰无声谓之嗽，脾湿动也；有声有痰谓之咳嗽，初伤于肺，继动脾湿也。"阐述了咳和嗽在含义上的不同。但咳未必兼嗽，嗽则必兼咳，事实上两者多并见，统称"咳嗽"。而沈金鳌的《科幼释谜》则称为"咳嗽哮喘"。在1995年国家中医药管理局颁布的《中华人民共和国国家标准·中医病证分类与代码》称为"小儿咳嗽病"。

李少川医案

杨某，女，3岁。1989年1月14日初诊。20天前寒风凛冽，患儿随其母串亲归家，当晚高热、咳嗽。就诊于西医，血培养确诊为金黄色葡萄球菌肺炎，经用抗生素等西药治疗后，热退咳轻。但停药3天，诸症复现，仍服上药，则转低热不退，病延月余。近3天热象陡增，咳嗽加剧，高热（39℃），面赤气粗，鼻翼煽动，痰如拽锯，膺廓膨然，四肢躁动；舌质正红，脉象滑数。

【辨证】斯乃烈热闭肺，痰叩金鸣所然。

【治法】清热宣肺，化痰止咳。

【处方】鱼蛤石花汤（自拟方）加减。鱼腥草、金银花、北沙参、海蛤粉各10g，生石膏30g，杏仁、川贝母、前胡各6g，木蝴蝶2g，橘红、胆南星各3g，甘草5g。水煎服。

二诊：3剂尽，热退（36℃）咳减，痰鸣顿轻，肢静身畅。原方再进3剂，痰鸣消失，咳嗽几愈；舌红、少苔，脉象细数。此金体不润之征，宗上方加炙百合10g，连服6剂；诸恙皆瘥，痊愈出院。

◆解析

方中生石膏清荡肺热；金银花解毒清热；鱼腥草宣肺解毒；海蛤粉化痰清热。更配杏仁、前胡、川贝母、橘红理肺化痰；木蝴蝶清肺镇咳，北沙参养阴润肺。共奏清解宣化之功，以启门驱贼，平息内外。是以客邪得除，热邪得清，肺气安宁，诸症痊愈矣。

【引自】朱玲玲，陈沛熙. 古今名医临证实录丛书·儿科病. 北京：中国医药科技出版社，2013.

◆读案心悟

刘云鹏医案

宋某，男，3岁。2008年3月13日初诊。家属代诉3天前外感后出现咳嗽，咳少量黏痰，伴流黄涕，发热，在外院门诊给予小儿感冒颗粒、清肺止咳糖浆、退热栓治疗后发热已退，但仍咳嗽，纳差，小便黄，大便干。入院症见：咳嗽，咳少量黏痰，伴流黄涕，咽痛，口渴，纳差，小便黄，大便干；舌红、苔薄黄，脉浮。听诊：双肺呼吸音粗，未闻及明显干、湿啰音。实验室检查示血白细胞、中性粒细胞略高于正常。诊为咳嗽。

【辨证】风热犯肺证。

【治法】清热润肺。

【处方】桑菊饮加味。桑叶6g，菊花6g，桔梗5g，连翘10g，芦根10g，薄荷3g，杏仁6g，生甘草3g，防风6g，白术6g，焦三仙（焦山楂、焦麦芽、焦神曲）各6g。水煎服，每日1剂，连服5日。

嘱患者避风寒，调饮食。

二诊（2008年3月19日）：患者咳嗽、咳痰明显好转，现仍咽痛。双扁桃体红、无肿大。听诊：双肺呼吸音清。前方加牛蒡子6g，白前6g。水煎服，连服5剂，每日1剂。随访，诸症好转。

◆ 解析

小儿体质一为脏腑娇嫩，气血未充，卫外无力；二为阳有余，阴不足，无论何邪，极易化风化火。风热熏蒸，津气敷布失常，则咳少量黏痰；肺气失宣，鼻窍不利，津液为热邪所灼，故流黄涕；风热上扰，咽喉不利，则咽痛；热伤津液则口渴，热邪下移小肠则小便黄；肺与大肠相表里，肺气不利则肠道失润故大便干，舌、苔、脉皆从证。治宜疏风清热，

◆ 读案心悟

宣肺止咳。

刘老于小儿病善用辛凉轻剂，疏风清热，主太阴，双理脾肺，兼以玉屏风散助其卫气。牛蒡子一味既具生发之性，又有解毒利咽之功，通达上下，宜于小儿。

【引自】刘平，张婉瑜，杨建宇.国医大师验案良方·妇儿卷.北京：学苑出版社，2010.

柴松岩医案

何某，女，11岁。2003年11月10日初诊。主诉：咳嗽2天。4天前感受风寒出现恶寒发热，无咳嗽、咳痰，服用银花解毒片后恶寒发热解，2天前出现咳嗽，痰少色黄，咽喉肿痛。察其面色少华，下唇一弧形皮损，皮肤皲裂（因其喜用上唇齿含咬下唇所致）。症见：咳嗽痰少，色黄，咽痛，鼻塞、流黄涕，口唇干裂，大便2～3天1次，小便正常；舌质淡、苔薄白，脉细数。中医诊断：咳嗽；西医诊断：上呼吸道感染。

【辨证】风燥犯肺证。

【治法】疏风清燥，润肺止咳。

【处方】桑叶6g，杏仁9g，沙参12g，麦冬9g，防风6g，杭白菊6g，黄精24g，枇杷叶9g。2剂，水煎，渣再煎，400mL水煎至200mL。

毫针平划下唇皮损处，嘱其改掉含咬下唇习惯。

二诊（2003年11月14日）：察其下唇皮损明显减轻，患儿诉服药后咳嗽较前明显减轻，偶咳少量白痰，咽痛，无鼻塞、流涕，无恶寒发热，无头晕、头痛，无汗出，纳寐可，二便调；舌质淡红、苔薄白，脉细数。考虑其外感症状明显改善，治疗宜润肺止咳以善其后。

【处方】黄精18g，百部12g，前胡6g，核桃仁15g，地骨皮6g，沙参6g，百合12g，桑白皮6g。3剂，水煎，渣再煎，400mL水煎至200mL。

随访（2003年11月17日）：患者咳嗽除，下唇皮损痊愈。

◆ 解析

患儿为初秋发病，温燥之气伤于肺卫，灼液伤津，肺失清肃，故见咳嗽、痰少色黄。治当外以清宣燥热，内以润肺止咳。燥邪为秋之致病主因，诸症在肺为燥邪所致，其口唇干裂屡以舌舐之，症益甚。嘱其改掉陋习，并以毫针平划，是经验之一。服桑杏汤加减而不用抗生素，以润肺搜风达到止咳疗效。

【引自】于作洋. 现代中医临证经验辑粹·儿科病. 北京：中国中医药出版社，2007.

裴 学 义 医 案

刘某，男，1岁3个月。2009年3月15日初诊。主诉：发热伴咳嗽1天。1天前患儿无明显诱因出现发热，伴咳嗽，体温最高达39.4℃，不伴寒战，痰多，稍喘，无明显发憋，大、小便正常，舌红、苔黄白，脉浮数。中医诊断：咳嗽；西医诊断：支气管炎。

【辨证】湿热内蕴，肺失宣降。

【治法】清热宣肺，化痰止咳。

【处方】麻杏石甘汤加减。鲜芦根、鲜白茅根各30g，生石膏15g，金银花15g，连翘10g，薄荷5g，荆芥穗5g，藿香10g，白薇10g，地骨皮10g，杏仁9g，炙麻黄1g，甘草4g，川贝母10g，象贝母15g，黄芩4g，滑石6g。7剂。

二诊（2009年3月23日）：3剂药后热退，仍咳嗽，有痰，纳少，二便正常。前方去生石膏、杏仁、荆芥穗、白薇，加前胡、枇杷叶清肺止咳，加紫苏子、葶苈子降肺气，加薄荷清肝热发汗，以助退热。7剂后痊愈。

◆解析 ～～～～

　　小儿咳嗽为儿科常见病，发热伴咳嗽多为上呼吸道感染、气管炎、肺炎等。辨证要结合患儿平常饮食起居及四诊综合判断。本患儿体健食纳可，较胖，感受外邪，易于化热入里，出现高热等症。患儿发热1天伴咳嗽，体温最高达39.4℃，不伴寒战，痰多，稍喘，大、小便正常。表证不重，发病即表现壮热烦渴、咳嗽气促及舌红、苔黄等肺热之象，故治疗要先清里热，以麻杏石甘汤加减清肺热，热退后要继清余热；加前胡、枇杷叶增强宣肺止咳化痰力量；加紫苏子、葶苈子降肺气；薄荷疏散风热有助发汗之功，利于退热。紫雪丹在高热烦渴气分热证时选用，作用在于加强清热解毒、凉血功效，以防邪入营分。

【引自】贺兴东.当代名老中医典型医案集·儿科分册.北京：人民卫生出版社，2014.

◆读案心悟

汪受传医案 ①

　　刘某，男，10岁。主诉：泻后咳3天。现病史：患儿1周前饮食不当出现腹泻，呈水样便，夹有不消食物，日行5~6次，无发热。自服药物治疗4天腹泻渐止，但出现咳嗽，少痰，纳差，大便日行2次，质溏，小便量不少。患儿无热，无涕。家长诉患儿神疲乏力。

　　查体：神清，精神状态稍弱，面色少华，皮肤弹性可，咽稍红，心音有力，律齐，双肺呼吸音清，未闻及干、湿啰音，腹软，不胀，无压痛；舌质淡红、苔薄白，脉浮弱。中医诊断：咳嗽；西医诊断：支气管炎。

【辨证】 脾虚咳嗽。

【治法】 健脾理气，宣肺止咳。

【处方】 六君子汤加减。紫苏梗5g，陈皮5g，半夏10g，前胡10g，茯苓5g，神曲5g，山楂5g，葛根3g，木香3g，太子参5g，桔梗5g，甘草5g，生姜1片。4剂。

二诊：服药2剂，患儿咳减，少痰，大便为软便，日行2次。服药4剂，咳止，纳增便调，精神状态好，查体未见异常；舌质淡红、苔薄白，脉平。

◆解析

汪老认为本案患儿为饮食所伤，脾胃受损，运化失职，清阳不升，发为泄泻；小儿为"稚阴稚阳"之体，"脾常不足"。故方中太子参、茯苓、陈皮、半夏健脾去湿化痰；木香、紫苏梗、山楂、神曲行气化滞；葛根升发脾阳，并佐以桔梗、前胡宣肺止咳。诸药合用，共奏健脾理气、宣肺止咳之功，不但泄泻得止，而且脾胃运化有常，咳嗽自止。故汪老教导，古有"五脏六腑皆令人咳，非独肺也"之训，治咳必求其本，方能见效。

【引自】 万力生.汪受传儿科临证医论医案精选.北京：学苑出版社，2008.

◆读案心悟

汪受传医案 2

江某，男，3岁7个月。1999年8月12日初诊。主诉：间断咳嗽2个月，加重3天。现病史：患儿2个月前着凉后引起咳嗽，不发热，曾就诊于外院，诊

名医小传

汪受传，男，南京中医药大学附属医院主任医师、教授、博士生导师，中华中医药学会儿科分会会长，享受国家特殊津贴。发表学术论文108篇，出版学术专著51本，主编其中18本，包括主编出版全国研究生、七年制、五年制、三年制、自学考试、继续教育用《中医儿科学》教材。研究成果获得国家中医药科技进步奖、江苏省科技进步奖等奖项。

为气管炎，予静脉输液治疗，咳嗽无明显好转，遂转诊求治于中医，予清热宣肺止咳类药效不著。现近3天咳嗽加重，夜间咳甚，干咳，少痰，不易咳出。患儿无发热，无鼻塞及流涕，自觉咽痒。寐欠安，盗汗，纳尚可，大便偏干。查体：神清，精神尚可，咽红；舌质红、苔少，脉细数；双肺呼吸音粗，余未闻及异常。中医诊断：咳嗽；西医诊断：支气管炎。

【辨证】阴虚咳嗽。

【治法】滋阴润肺，降逆止咳。

【处方】天冬10g，麦冬10g，紫菀10g，百部10g，鲜白茅根30g，枇杷叶10g，旋覆花（包）5g，赭石20g，川贝母5g，玉蝴蝶5g，枳壳10g。7剂。

二诊：服上药3剂，患儿咳减，尤其夜咳明显减轻，寐安。服药7剂，偶有轻咳，咽不痒，纳可，便调，寐安，盗汗易减轻。查体：咽稍红，双肺未闻及异常；舌质红、苔薄白，脉平。继以前方4剂巩固治疗。

◆ 解析

汪老认为前医不能察其所变，按痰热辨治，故不见其效，且苦寒之品更易伤阴，使病情加重。本病此时宜滋阴润肺为主，宜选甘寒之品如二冬，咳剧时宜予旋覆花、赭石取其性善降逆，使肺气肃降有常，则咳可止。故辨证准确，用药7剂，已获良效。

【引自】万力生. 汪受传儿科临证医论医案精选. 北京：学苑出版社，2008.

◆ 读案心悟

马新云医案

徐某，女，4岁。主因咳嗽频作1周，于1991年12月25日就诊。患儿1周前不慎着凉引起咳嗽，有痰伴发热、流涕，曾于市某院急诊肌内注射"小诺米星""利巴韦林"，口服"祛痰灵""清热解毒口服液"，热虽解，但咳嗽如往，饮食不振，时有痰鸣，昼轻夜重，大、小便正常。患儿面色不华，呼吸微促，喉中辘辘有声。听诊：两肺有痰鸣音，心率108次／分，律整，心音有力，腹部（－）。舌质红、苔白，脉浮数略滑。血常规：白细胞计数5.2×10^9／L，中性粒细胞0.27，淋巴细胞0.73。胸部X线片：肺纹理明显增粗。中医诊断：咳嗽；西医诊断：支气管炎。

【辨证】 痰热壅肺，肺失宣降。

【治法】 清泄余热，宣肺化痰止咳。

【处方】 炙麻黄5g，杏仁8g，生石膏12g，鱼腥草8g，前胡8g，炙枇杷叶12g，冬瓜仁9g，瓜蒌8g，川厚朴8g，丝瓜络12g，鸡内金10g，桃仁8g，甘草3g，白茅根12g。水煎服取汁150mL。

二诊：服上药3剂后，饮食正常，咳嗽大减，但仍痰多，咳嗽不利；舌质偏红、苔白，脉滑。继用前方去鸡内金、白茅根，加浙贝母8g以增化痰止咳之效。

【处方】 炙麻黄5g，杏仁8g，生石膏12g，鱼腥草8g，前胡8g，炙枇杷叶12g，浙贝母8g，冬瓜仁9g，瓜蒌8g，川厚朴8g，丝瓜络12g，桃仁8g，甘草3g，芦根12g。共服6剂而愈。

◆解析

患儿咳嗽频作1周，经用中西药诸症不减，且喉中痰鸣，呼吸急促，纳呆食少，舌质红、苔白薄黄，脉滑数。方取麻黄、杏仁宣肺

◆读案心悟

化痰止咳；配冬瓜仁、桃仁、瓜蒌以润肺化痰；鱼腥草、芦根以清热解毒，肃肺解郁；前胡、炙枇杷叶疏表宣肺止咳；川厚朴、鸡内金苦温通降，和胃消导，以截生痰之源；丝瓜络温运化痰，并搜络中之痰，故病愈。

【引自】焦平. 中医儿科专家卷·马新云. 北京：中国中医药出版社，2014.

王伯岳医案

夏某，女，7岁。主因咳嗽1个月，于1992年9月1日初诊。1个月前因外感风邪引起咳嗽，有痰，伴纳呆，多汗，曾多次服用"川贝止咳露""蛇胆川贝液""祛痰灵""清热解毒口服液"等药疗效欠佳，而来我院就诊。近日咳嗽如往，纳呆食少，多汗，喉中有痰，不易咳出；面色欠光泽，呼吸气粗，鼻塞，喉中有痰鸣声，咽部轻度红肿；舌质偏红、苔白，脉浮而滑。血常规：白细胞计数7.4×10^9／L，中性粒细胞0.64，淋巴细胞0.36。胸部X线片：肺纹理明显增粗，提示"支气管炎"。中医诊断：咳嗽；西医诊断：支气管炎。

【辨证】风热型。

【治法】疏风解表，宣肺化痰止咳。

【处方】桑叶10g，杏仁9g，桔梗8g，前胡9g，炙枇杷叶10g，瓜蒌6g，黄芩6g，川厚朴8g，陈皮6g，生石膏8g，焦三仙（焦山楂、焦麦芽、焦神曲）各9g，滑石（布包）6g，甘草2g。水煎服，取汁150mL。

二诊（1992年9月4日）：服上方3剂咳嗽稍减，喉中痰鸣减轻，饮食及二便正常，舌尖红、苔白，脉滑数。治法：继用化痰止咳法。

【处方】桑叶10g，杏仁9g，桔梗8g，前胡9g，炙枇杷叶10g，瓜蒌6g，黄芩6g，川厚朴8g，陈皮6g，生石膏8g，焦三仙（焦山楂、焦麦芽、焦神曲）各9g，紫菀8g，甘草2g。共服7剂痊愈。

◆ 解析

　　方中用桑叶、前胡疏风解表治其标；杏仁、桔梗、炙枇杷叶以宣肺止咳化痰治其本；用瓜蒌、陈皮理气化痰，引痰排出；黄芩、石膏清肺胃之热以减续痰之源；焦三仙（焦山楂、焦麦芽、焦神曲）、川厚朴、滑石、甘草消食导滞，苦温燥湿以劫水湿上泛、致痰之根，使其脾气健旺。水湿得运，痰湿得去，脾失生痰、肺失贮痰之机，则肺气宣降，咳嗽自然而愈。

　　【引自】张世卿. 中国百年百名中医临床家丛书·王伯岳. 北京：中国中医药出版社，2004.

◆ 读案心悟

刘 渡 舟 医 案

　　李某，男，9岁。1990年8月10日初诊。其母代诉：咳嗽月余，加重2周。患儿1个月前因外感而致咳嗽，自服感冒药未效。近2周来逐渐加重，呈阵发性痉咳，每次咳嗽患儿面红耳赤，气短喘息，胸中憋闷，咳吐大量痰涎方止，每天发作数次。经西医解痉镇咳药治疗后无效。患儿舌质红、苔水滑色白，脉弦数。刘老诊断为顿咳。

　　【辨证】湿热壅肺，湿重热轻。

　　【治法】芳化湿浊，清肺止咳。

　　【处方】藿香、佩兰、白豆蔻、连翘、通草各6g，滑石、射干、石菖蒲、厚朴、浙贝母各10g，薄荷（后下）、黄芩各2g，茵陈9g。水煎服，每日1剂，分3次服。

　　且嘱患儿忌食油腻、辛辣、甜腻之物。服药5剂，咳止，诸症均已消除，舌苔薄白稍腻，脉弦稍数。仍以原方加川贝母8g，杏仁9g巩固治疗。

◆解析

刘老认为，当今时代，人民生活水平普遍提高，加之独生子女娇生惯养，饮食无度、过食肥甘、嗜食生冷损伤脾胃，致使脾失健运，湿邪中阻，久之化生湿热。方中茵陈味苦性微寒，藿香味辛性微温，二味气味芳香，清利湿热为主药；辅以黄芩、连翘清肃肺热；石菖蒲、白豆蔻辛温宣肺理气、开清湿浊；贝母、射干清肺利咽化痰；滑石、木通利水道以清湿热；薄荷辛凉宣肺透热。诸药配合，使湿化热清，肺气得以正常宣降，不治咳则咳自愈。

【引自】肖达民. 专科专病名医验证经验丛书·儿科病. 北京：人民卫生出版社，2006.

◆读案心悟

刘云山医案

白某，女，4岁。1985年10月16日初诊。患儿于半个月前不明原因发热、咳嗽，曾以支气管炎在某医院治疗10天，后热渐退，但咳嗽仍剧，不思饮食，故来我院求中医治疗。患儿面黄唇赤，舌质红、苔色淡黄而腻，咽微红，脉沉滑；且五更咳甚，胸脘痞满，手足心热，大便干结，小便黄赤，双肺呼吸音粗，可闻及干痰鸣音。胸部X线片示肺纹理增粗。

【辨证】风热咳嗽。

【治法】宣肺止咳，清肺化痰，佐以降气平喘。

【处方】桔梗、前胡、杏仁、桑白皮、紫苏子、赤芍各3g，竹茹1g，陈皮、甘草各2g，三仙（山楂、麦芽、神曲）、石斛、知母各2g，枳实、黄芩各1g。水煎服，每日1剂，分4次服。

服3剂后，咳止痰消，食欲增加，二便通调而告愈。

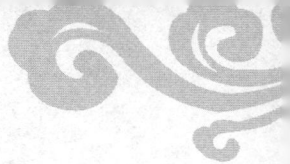

◆ 解析 ·······

　　方中桔梗、杏仁开宣肺气，使肺气得宣，咳嗽自宁；前胡、紫苏子、陈皮降气化痰，使气降水行，痰湿自消；桑白皮、竹茹甘寒清热，且不伤气，肺气得清，咳嗽自停；甘草调胃护本。诸药合用，可宣肺止咳，清肺化痰，降气平喘。对于肺闭、肺热之咳嗽，用之尤宜。

　　刘老亦用此方临证加减：若感受风寒，流清涕者加紫苏叶、荆芥、薄荷各2g；感冒发热，体温在38.5℃以上者加柴胡、葛根各2g，百合3g，栀子、黄芩各2g；若咳嗽痰稠者加三仙（山楂、麦芽、神曲）、石斛各2g，枳实、黄芩各1g；咳嗽日久，痰中带血者加阿胶2g，五味子1g；大便稀溏，每天3～4次者加茯苓3g，泽泻2g，赤芍易白芍。

　　【引自】崔应珉，王淼，沈芳芳.中华名医名方薪传·儿科病.郑州：郑州大学出版社，2009.

李振华医案

　　唐某，女，9个月。1975年12月7日初诊。患儿经常吐恶，近来咳嗽气促，痰鸣辘辘，叫吵不安，小溲短小，大便干结，汗多，舌白。

　　【辨证】痰涎上壅。

　　【治法】豁痰润下。

　　【处方】钩藤4.5g，胆南星2.4g，陈皮3g，竹节白附子4.5g，淡竹沥1支

（分2次），姜汁2滴冲姜半夏9g，瓜蒌霜9g，姜竹茹4.5g，杏仁6g。3剂。

二诊（1975年12月10日）：药后吐痰下痰，气促已缓，咳痰仍多，便下又结，纳动舌白。再以原法。

【处方】陈皮3g，姜半夏9g，竹茹4.5g，杏仁6g，川贝母4.5g，瓜蒌霜9g，胆南星2.4g，竹节白附子4.5g，礞石滚痰丸（包煎）9g。3剂。

药后下痰不少，咳痰转瘥，舌净便通，遂予星附六君汤加麦芽5剂，调胃杜痰，其病即安。

◆ 解析

方中以陈皮、胆南星、白附子、杏仁宣肺化风痰；竹沥、瓜蒌霜引痰下行；又加钩藤除烦而防发痉。3剂后虽吐痰下痰，但痰咳仍多，大便又结，拟用保赤散，因无货故易礞石滚痰丸代之。药后痰去大半，气促亦和。再以星附六君汤调和脾胃而化余痰。

◆ 读案心悟

【引自】郁晓维. 难治性儿科病辨治与验案. 北京：科学文献出版社，2011.

吕益春医案

欧阳某，女，1岁10个月。因咳嗽5天，发热2天来诊。患儿5天前流涕，咳嗽，曾服抗生素及抗感冒药未效。前天起发热，咳嗽加剧，在外院摄胸部X线片示"急性支气管炎"，静脉滴注抗生素2天病情未见明显改善，乃转而求诊于中医。现症：壮热（39.4℃），无汗，咳嗽阵作，痰鸣辘辘，无明显气喘，面赤唇红，烦躁，便秘，纳呆；舌质红、苔黄干，脉滑数。双肺满布痰鸣音。查血分析无明显异常。

【辨证】痰热咳嗽。

【治法】宣肺化痰，清热通腑。

【处方】麻黄4g，北杏仁、桔梗各7g，石膏（先煎）、毛冬青各15g，重楼、浙贝母、瓜蒌仁各8g，大青叶10g，胖大海6g，甘草5g。2剂，复煎。

嘱进食白粥，勿吃肉类，停用抗生素。

二诊：服药后微汗出。发热轻（现37.8℃），咳嗽减，痰声不重，大便偏干；舌质红、苔黄稍腻，脉滑略数。听诊双肺呼吸音粗，可闻少许痰鸣音。守上方去石膏、胖大海，加牛蒡子8g，板蓝根12g，麻黄减量为3g。续进2剂。

三诊：发热退（现36.7℃），轻咳，痰声少，出汗稍多，精神、胃纳明显好转；舌质淡红、苔略黄，脉细略数。双肺听诊呼吸音清，未闻及干、湿啰音。

【处方】沙参、毛冬青各12g，连翘、大青叶各10g，麦冬、浙贝母、瓜蒌皮各8g，桔梗、北杏仁各7g，山茱萸6g，甘草5g。3剂。

经随访，患儿服药后精神活泼，无发热咳嗽，已送返幼儿园。

◆ 解析

患儿病初为外感发热，虽发热而血常规正常，多为病毒感染所致，故屡用抗生素口服、静脉滴注均无效，病反加重，由肺卫内传肺，为痰热内壅之见证。方拟麻杏石甘汤为主，配毛冬青、重楼、大青叶加强清肺之功，桔梗、浙贝母、瓜蒌仁以化痰止咳。患儿壮热而便秘，肺与大肠相表里，腑气不通，致肺气壅阻更甚，故以胖大海、瓜蒌仁润肠通便。药后痰热渐清，肺气宣降功能渐复，乃见发热轻而痰咳渐除。药中病机，故二诊仍以前方为主，但热势已挫，可去石膏，减用麻黄。石膏药性大寒，久用易伤肺胃之气；而麻黄辛温发散，多用易耗气伤津。此两者虽对痰热壅肺之证常有奇效，但若不知中病即止，每令患儿病后面色

◆ 读案心悟

苍白、多汗肢冷而久久不能复原，医者宜多加注意。三诊时病去大半，热退咳轻，肺部啰音消失，邪祛而正略伤，故治以标本兼顾为法。用沙参、麦冬、山茱萸以润肺敛汗，以毛冬青、大青叶、连翘清解余热，配以浙贝母、瓜蒌仁、桔梗、北杏仁、甘草清化痰浊，令其邪去而不伤正，故能速愈其疾。

【引自】刘平，张婉瑜，杨建宇. 国医大师验案良方·妇儿卷. 北京：学苑出版社，2010.

刘 弼 臣 医 案

张某，男，4岁。主因咳嗽1个月，于1992年7月10日初诊。患儿1个多月前曾因外感后遗留咳嗽不愈，以晨起及睡前为甚，干咳无痰，咽痒呈刺激性咳嗽，咳甚时喝水可暂缓。平时自觉咽部不适，似有物堵塞，曾多次求医，服用中西药皆告效微，后经耳鼻咽喉科诊为"慢性咽炎"，而动员服中药治疗，故来我院就诊。查体：咽部充血，扁桃体Ⅱ度肿大，心肺未见异常；舌红、苔白，脉数略浮。血常规：白细胞计数8.4×10^9 / L，中性粒细胞0.68，淋巴细胞0.32。胸部X线片未见异常。属中医咳证。

【辨证】风热犯肺。

【治法】清热解毒，利咽止咳。

【处方】桑叶9g，桔梗8g，杏仁8g，前胡8g，炙枇杷叶10g，浙贝母8g，黄芩6g，瓜蒌8g，玄参9g，蝉蜕6g，玉蝴蝶6g，甘草3g，芦根12g。3剂，水

名医小传

刘弼臣教授，汉族，江苏省扬州市人。著名中医学家、中医儿科专家。是中国中医儿科学的奠基人之一。享受国务院政府特殊津贴，北京中医药大学终身教授，全国著名老中医。从事中医儿科医疗、教育、科研工作达60年之久，医德高尚医术高超，国内誉为"东方小儿王"。主持国家"七五"攻关课题，并荣获科技进步三等奖。

第三章

咳嗽

51

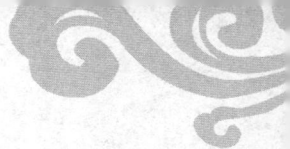

煎服，每日1剂，分2次温服。

1992年7月14日复诊：咳嗽明显减轻，咽已不痒，咽部仅轻度不适、充血减轻，舌苔变薄。继用前方加山豆根6g，继进7剂而咳愈，经耳鼻咽喉科检查为正常，血常规正常。

◆解析 ～～～～～～～   ◆读案心悟

患儿以外感为因，但病程已有1个多月之久，治未除根，余热未清，壅阻咽喉，咽喉气机不利，故咽痛、呈刺激性干咳，咽痒一症乃风气作祟。故方中以桑叶、前胡配蝉蜕以疏风宣肺止咳；配桔梗、玄参、玉蝴蝶以利咽解毒、养阴润喉止咳；炙枇杷叶、浙贝母、瓜蒌配黄芩以清肺泄热、化痰止咳；芦根以润肺止咳；甘草以调和诸药，又以健脾化痰见长；山豆根为利咽止咳专药。故全方有清热解毒、利咽润喉、祛风止痒、解痉止咳之功。然风热为因，久咳不愈、伤及肺阴，使其阴虚燥咳、久治不效，故以养阴清肺、润喉止咳为法。

【引自】于作洋.中国百年百名中医临床家丛书·刘弼臣.北京：中国中医药出版社，2001.

何任医案

陈某，女，8岁。初诊：久咳不止，屡治无效。前医多用泻白散、清气化痰丸等方加减化裁，未效。望其面色不华，舌质淡、苔薄白，询其纳差、便溏，切其脉细弱。

【辨证】脾虚痰阻证。

【治法】补脾益肺，化痰止咳。

【处方】参苓白术散加味。党参6g，云茯苓10g，炒白术6g，炒白扁豆10g，陈皮6g，白芍0g，炒莲子肉10g，砂仁3g，薏苡仁10g，桔梗10g，杏仁10g，桑白皮12g，炙甘草3g。6剂，水煎服。

二诊：家长代诉，患儿纳食增加，大便成形，1日1次，咳嗽基本消除。嘱服上方取2倍研成散剂，每服6g，1日2次，以善其后。

◆ 解析

治病"必伏其所主而先其所因"。就是说治病要弄清脏腑之间的关系，病证之根本。致病之原因，即审证求因，临床方能药到病除。如此例咳嗽一证，虽为肺系宣降的证候之一。但其他脏的疾病累及肺也可致咳。《黄帝内经》云："五脏六腑皆令人咳，非独肺也。"故见咳止嗽，见咳治肺。不究其所因，是难以奏效的。前医多用泻白散、清气化痰丸等方加减化裁，镇咳药每方不下七八味，为何仍不止呢？望其面色不华，舌质淡、苔薄白，询其纳差便溏，切其脉细弱。四诊合参，实为脾虚生痰。痰涎中阻而致咳，病本不在肺也。临床实践表明：施治能否获效，关键在于辨证是否准确。

◆ 读案心悟

【引自】朱玲玲，陈沛熙. 古今名医临证实录丛书·儿科病. 北京：中国医药科技出版社，2013.

刘 志 忠 医 案

徐某，男，3岁。1980年10月18日初诊。咳嗽痰阻，不易咳出，已历时4

个月。曾用中医药物治疗，效果不显。纳少喜饮，汗多尿少，大便尚调；舌质红、苔薄。

【辨证】 久咳肺虚，气痰不顺。

【治法】 补气养肺，祛痰止咳。

【处方】 阿胶（烊冲）9g，马兜铃9g，杏仁6g，甘草3g，牛蒡子6g，糯米30g，南沙参9g，川贝母4.5g，款冬花9g，菟丝子9g。4剂。

二诊（1980年10月22日）：药后吐痰不少，咳嗽减轻，小溲转长，口渴已瘥；舌质红、苔薄。原法加生地黄12g，4剂。

三诊时咳嗽基本已和，再以调补肺肾收全功。

◆ 解析

◆ 读案心悟

本例因久咳耗肺，肾虚尿数，故咳嗽不爽，痰难咳出；且喜饮多汗。痰热灼津，则金水两耗，致使历时4个月咳嗽未愈。治以补肺阿胶汤，滋阴润燥，藉马兜铃清肺降气、止咳平喘，因内有糯米可保胃气，再加沙参、川贝母、款冬花化痰止咳，菟丝子补肾缩尿。在痰去气清之下，咳嗽减少，小溲转长，津液渐复。再加生地黄，调补肺肾，以善其后。

【引自】 郁晓维. 难治性儿科病辨治与验案. 北京：科学文献出版社，2011.

周仲瑛医案

刘某，女，8个月。初诊：1974年1月7日。感邪以后，余热不清（体温38℃），面红汗多，咳嗽多痰，四肢不温，便下溏薄，小溲通长，舌苔淡白。

【辨证】卫虚邪恋证。

【治法】解表化痰。

【处方】桂枝2.4g，生姜2片，大枣3枚，白芍9g，甘草2.4g，葛根6g，陈皮3g，姜半夏9g，前胡4.5g，象贝母6g。2剂。

二诊（1974年1月9日）：热和便调，咳痰减少，四肢稍温，舌苔薄润。再以原法。

【处方】桂枝1.8g，白芍6g，生姜2片，大枣3枚，甘草2.4g，陈皮3g，姜半夏9g，茯苓9g，象贝母6g，炒谷芽9g。3剂，服后病愈出院。

◆解析

◆读案心悟

患儿初为上感高热，经西医治疗后，热势下降，但余热不清。症见面红多汗，舌白肢凉，咳痰便溏。分析病机，系表寒未尽，卫气不固。且见太阳初传阳明，故以桂枝汤加葛根，以和表解肌散寒，佐以二陈化痰。二诊时热和便调，咳痰减少，再以桂枝汤合二陈汤调理数剂而安。

【引自】张文康.中国百年百名中医临床家丛书.北京：中国中医药出版社，2004.

马晓峰医案

王某，女，2岁。1996年11月11日初诊。患儿经常咳嗽，伴有气逆之症，每逢秋凉即发作。此次咳嗽3天，频繁剧烈，痰阻不爽，发音稍哑，胃纳较少，二便如常；舌质稍红、苔薄白，其指纹红。

【辨证】新感风寒，肺气不宣，

【治法】宣肺开音，化痰止咳。

【处方】止嗽散加减。荆芥4.5g，桔梗、生草、橘红各3g，白前、紫菀、紫苏叶、紫苏梗各9g，炙百部10g，大贝母、杏仁各6g。

3剂后咳减音亮，唯痰浊未清，续以二陈加味，其症渐平。

◆**解析** ～～～～～

◆**读案心悟**

方中荆芥辛香解表；桔梗苦辛开肺；百部、白前润肺降气，清肃止咳；橘红、紫菀微温，化痰止咳；甘草补气和中。诸药互相配合，温润和平，不寒不热，既能宣肺祛痰，又不过于发散，故为外感咳嗽中的平稳之剂。如头痛鼻塞、发热恶寒，可加防风、紫苏叶；如暑热伤肺、口渴心烦，可加栀子、黄芩、天花粉之类。本方药性轻灵，不寒不热。既与"肺为娇脏，不耐寒热"的生理特点相符，又与"治上焦如羽，非轻不举"的治法相合。

【引自】郝晓维. 难治性儿科病辨治与验案. 北京：科学文献出版社，2011.

王成祥医案

许某，女，2岁。2001年3月10日初诊。患儿发热2天后，咳嗽不爽、咳痰色黄，纳少作呕，二便尚通；舌质红、苔黄。

【辨证】痰热蕴肺。

【治法】清热化痰。

【处方】麻黄3g，杏仁6g，生石膏（先入）15g，甘草3g，竹茹6g，前胡6g，大贝母9g，桑叶9g，枇杷叶（包）9g，冬瓜子9g。

二诊时咳嗽转松，作呕已无，吐痰不少，二便均调，纳谷欠香；舌苔薄

（书页左侧边栏）儿科病 名医验案解析

净。续以清肃和胃。

【处方】 桑叶、桑皮各9g，杏仁6g，枇杷叶（包）9g，竹茹6g，冬瓜子9g，象贝母9g，陈皮3g，姜半夏9g，茯苓9g，炒谷芽9g。5剂。

◆解析

该患儿于感邪后，咳嗽不爽，痰黄作呕，舌质红、苔黄，是痰热阻于气道，肺失宣肃。治以清热宣肺，方用麻杏石甘汤加肃肺化痰之品。方中麻黄宣畅肺气而治喘咳，石膏清热，配麻黄能泄肺热而发郁阳，麻黄配杏仁，能宣肺气而平喘止咳，甘草调和诸药。药后吐出黄痰，咳松呕止，乃肺气已宣，余痰未洁也，再拟清肃和胃之剂而愈。麻杏石甘汤的作用不在发表，而在宣畅肺气、清泄肺热。各症自平。

【引自】 郁晓维.难治性儿科病辨治与验案.北京：科学文献出版社，2011.

◆读案心悟

第四章　哮喘

　　哮喘是小儿常见病。哮指声响，喘指气息，以发作性喉间哮鸣气促、呼气延长为特征，严重者不能平卧。本病四季皆有，好发于春、秋两季，素有遗传夙根或为过敏体质，遇上气候骤变，寒温失常而引发。鱼腥发物、花粉、绒毛及特殊气味，也是诱发因素。本病各个年龄都可发生，婴幼儿及学龄前期儿童最为多见。重视预防，治疗及时，年长后能够痊愈；发作频繁，长期反复不愈者，则可成为终身痼疾。

　　小儿哮喘，根据临床所见，病有新久，证有寒热虚实。一般在急性发作时，多为正虚邪实，以实证为主，故治疗时应遵从"发时治标"的原则，当辨其寒热孰轻孰重，总以祛邪为治，授以宣肺豁痰、降逆平喘之剂，控制发作，缓解证情。在缓解时，多为邪去正气易虚，以虚证为主，旨在"平时治本"，辨清肺、脾、肾虚之不同，采取扶正固本之剂，或补肺，或健脾，或补肾而用之。同时，更要注意加强调护适寒温，节饮食，去除病因，预防感冒，则哮喘之证，不难根治。

王继平医案

名医小传

王继平，知名儿科专家。现任湖北省荆州市中医医院儿科主任医师、湖北中医药大学兼职教授、湖北中医学会儿科专业委员会委员。擅长中西医结合诊治儿科多发病及某些疑难杂症，研制的"童乐口服液"防治反复呼吸感染功效卓著。

费某，男，2岁半。形体肥胖，蕴有痰湿，呼吸常伴痰鸣。近因感受外邪，发热，咳嗽哮喘，声如拽锯，甚则呕黏痰，腹胀；舌质红、苔薄黄，指纹晦暗不明。

【辨证】肺失宣降。

【治法】宣肺降气，化痰平喘。

【处方】郁李仁、瓜蒌皮、杏仁、制半夏各4.5g，枳壳、淡竹茹各3g，礞石滚痰丸（研碎）2.4g。水煎服，每日1剂。

煎汤送服礞石滚痰丸（研碎）2.4g。服原方1剂。

二诊：药后频转矢气，旋解溏便少许，腹胀已消，痰声亦敛，咳喘顿平。显示腑气已通，肺气亦降。肺主气之宣降，能降自亦能宣，故有收汗出热退之效。素有痰湿，脾虚欠运，理宜缓则治本，重在健脾，稍佐益肾。

【处方】米炒太子参、茯苓、炒白术各6g，制半夏、覆盆子、山茱萸、炒苍术各3g，甘草、陈皮各2.4g。连服5剂。

继以八珍膏调理1个月，经随访数年，未再复发。

◆ 解析

就本病常法而言，在服药时应考虑到宣中有降，降中有宣。但孙老认为表邪束肺，应以"宣"为主，宣则腠理疏泄，邪从汗解，肺气相应通调；若顽痰阻塞气道，当以"通"为主，通则痰浊下行，肺气随之宣畅。常用此二

◆ 读案心悟

法分别治疗小儿哮喘性支气管炎表证较重、喘甚痰多者，均有较好疗效。

【引自】朱玲玲，陈沛熙. 古今名医临证实录丛书·儿科病. 北京：中国医药科技出版社，2013.

石蕴停医案

李某，男，4岁。2岁时感冒治疗不彻底，转为哮喘，反复发作，住院治疗多次，经中西药治疗未能彻底痊愈，夜间虚汗多，正气渐虚。

现症：体质虚弱，咳喘不息，吐白沫黏痰，夜卧汗出不止；舌质淡、苔白腻，脉滑细。此乃患儿五脏六腑成而未全，全而未壮，加之前医屡用麻黄、细辛等辛温发散之品，致表里俱虚，病有增无减。

【辨证】肺肾俱虚，湿困脾土。

【治法】健脾祛湿，补益肺肾。

【处方】党参20g，法半夏6g，陈皮6g，茯苓6g，麦冬6g，甘草6g，杏仁6g，山茱萸6g，五味子7粒，生姜3片。每日1剂，水煎服，早、晚分服。

按照上药治疗12剂，虚汗止，精神好转，喘咳大减。原方去麦冬，加葶苈子6g，继服12剂，咳喘已平。上方去葶苈子，加桑葚10g，炒麦芽6g，炒谷芽6g，山楂6g，继续服用。共服50剂而愈。随访3年未见复发。

◆解析

石老认为，小儿哮喘的发病机制是肺肾俱虚，不能共同防御外邪，遇气候变化，感受外邪或其他因素，侵袭肺经，肺失清肃，气不布津，聚液成痰，以致呼吸困难而成喘鸣。究其原因在于气之升降不利。本病发作之时，外邪与痰湿阻滞肺窍，肺失宣降。此时肺由素虚转

◆读案心悟

儿科病

名医验案解析

为邪实，是为标；而呼吸困难之根又在肾不纳气，是为本。这个因素导致其反复发作，或久治不愈。治疗原则是权衡正邪，标本兼治。初期攻外邪以治实救虚；后期举肾元以固本。

【引自】于作洋. 现代中医临证经验辑粹·儿科病. 北京：中国中医药出版社，2007.

吴剑医案

齐某，男，5岁。咳喘3周，夜间加重，不得平卧，面红颧赤，口渴多饮，大便干燥；舌质红，舌苔黄，脉滑数。查体：体温38℃，精神疲倦，双肺呼吸音粗，可闻及喘鸣音，右肺可闻及粗湿啰音。胸部X线示肺气肿，双肺于横膈第10肋以下，右侧肺纹理增重。西医诊断：支气管哮喘，肺气肿。

【辨证】肺气郁闭，痰浊上逆。

【治法】清热泻肺，化痰定喘。

【处方】麻黄3g，杏仁6g，生石膏15g，黄芩6g，生栀子6g，紫苏子6g，葶苈子6g，薄荷6g。

患儿服药1剂后，体温38℃，但精神好转，不恶寒，汗少，未见喘作，仍口渴，大便未解；舌质略红，舌苔薄黄，脉略数。上方加玄参10g，大黄3g。

患儿服药1剂后热退，精神、饮食均佳，大便1次，未再作喘，偶有轻度咳嗽，睡眠尚好。再拟方3剂加射干6g，干青果6g，服后咳止。

◆ 解析

患儿患病已三四年，反复发作，肺脾已伤，虚为病本，实则为标。依据"急则治标"的原则，初诊以清热泻肺化痰为主。药用黄芩、栀子清肺热；紫苏子、葶苈子降肺气之

◆ 读案心悟

逆；麻黄、杏仁宣开肺气；薄荷解表；射干、青果、玄参利咽清热；大黄通泻大肠以清肺经移热下行。服药后大便通畅，咳喘好转。故新感宜首先解表，表邪得解，肺气得宣，咳喘自止。

【引自】朱音. 近代国医名家经典案例·儿科病证. 上海：上海科学技术出版社，2007.

任 继 学 医 案

郝某，女，12岁。患儿自3岁起，患支气管炎哮喘。初病时，冬、春发作频繁。近2年来不分季节，气候略有变化，均发病。发作时，咳嗽气喘，胸中憋闷，喉中有痰鸣，经中西药治疗，时缓时发。症见面色晦暗，精神不振，形体瘦弱；舌质淡、苔白腻，脉细数。血红蛋白110g／L，白细胞计数2.0×10^9／L，中性粒细胞0.9，淋巴细胞0.18。胸部X线片检查：支气管炎（喘息型）。

【辨证】肾虚为本，痰热为标。

【治法】清热祛痰，宣肺降气，止咳平喘。

【处方】定喘汤加味。白果6g，炙麻黄2g，款冬花3g，半夏1g，桑白皮2g，杏仁3g，紫苏子3g，黄芩2g，贝母3g，瓜蒌仁3g，滑石6g，海石3g，甘草1g。3剂，水煎服，每日1剂。

另服地塞米松片每次0.75mg，每日3次，琥乙红霉素（利君沙）片每次0.2mg，每日3次。

复诊：服中西药3天后，咳喘胸闷减轻，吐痰减少，精神好转，饮食增加。效不更方，继以原方去滑石、浮海石，加熟地黄、山药各6g；停服琥乙红霉素、地塞米松。连服药5剂，咳减喘平，精神、食纳均好。为巩固疗效，上方加补气滋肾之品为治。

【处方】白果5g，半夏1g，款冬花3g，桑白皮2g，杏仁3g，紫苏子2g，贝母3g，橘红2g，西洋参2g，冬虫夏草1g，熟地黄6g，百合6g，山药6g，甘草1g。5剂，每日1剂，水煎服。

再诊：哮喘一直未发作，精神转佳，体重增加，改用六味地黄汤加味治其根本。

【处方】熟地黄6g，山茱萸3g，山药3g，茯苓3g，泽泻2g，牡丹皮2g，西洋参2g。

上方连服3个月。半年后随访哮喘未再发作，体力已恢复。

◆ 解析

支气管哮喘和喘息型支气管炎属中医"哮喘"范畴。其病机为宿痰胶固，深伏肺俞导致肺气不利，失于宣降，痰热壅阻气道，发为哮喘。任老遵"急则治其标，缓则治其本"的原则，喘发治肺，应用定喘汤，清化痰热，肃降肺气，加减后治疗上证，甚为相宜。在哮喘得到控制，症状逐渐缓解之后，及时增加补气滋肾之品，增强卫外功能以杜生痰之源，绝痰喘之根。

【引自】崔应珉，王淼，沈芳芳.中华名医名方薪传·儿科病.郑州：郑州大学出版社，2009.

◆ 读案心悟

谢海洲医案

杨某，女，5个月。宿有哮喘，近2日又发作，入夜啼哭咳喘不已，喉间痰鸣，胃纳不佳，大便难下；脉滑，舌苔白腻。

【辨证】寒饮射肺，痰壅于上。

【治法】温化平喘。

【处方】细辛1g，五味子1g，茯苓3g，陈皮2g，白芥子2g，紫苏子2g，莱菔子2g，半夏3g，干姜2g，甘草1g。5剂，水煎服，每日1剂，分2次温服。

复诊时，咳嗽大减，继用原方加减而安。

◆ 解析

干姜、细辛、五味子内能温化水饮，外能辛散风寒；五味子敛肺止咳，以防姜辛耗散肺气。三味药配合，收中有散，散中有收，收散相伍，邪祛而正不伤，最为合拍。在临床具体运用中，干姜、细辛均有辛而温热之性，故一般用量宜小，若偏于肺寒饮停者，则五味子量宜小于姜辛；若久咳肺气虚者，五味子量宜大于姜辛。

【引自】郝晓维. 难治性儿科病辨治与验案. 北京：科学技术文献，2011.

◆ 读案心悟

郑建民医案

刘某，女，5岁。2009年10月8日初诊。父母代诉：遇冷哮喘发作3年余。病史：患儿1岁时因受凉而发哮喘，每遇冷即发已3年余。经西药解痉平喘、中药定喘汤、射干麻黄汤等多方治疗未能控制复发。此次发病已4天，症见：咳嗽喘促，喉中痰鸣，时自汗出，大便稀，小便清，体温37.2℃，两肺满布哮鸣音；特禀体质；舌质淡、苔白，脉浮缓。中医诊断：哮证；西医诊

名医小传

郑建民，河南方城人，我国著名儿科病专家。现任河南中医学院儿科研究所副所长兼河南省中医儿科专业委员会委员。教授、主任医师。1964年毕业于河南中医学院中医系。曾参加全国高等中医教材编写工作，参加《中医儿科学》大专教材的编写并任副主编，自编《中医儿科自学考试指导》，合编《小儿发热》科普著作。

儿科病

名医验案解析

断：支气管哮喘。

【辨证】营卫不和，肺失宣降。

【治法】调和营卫，降逆平喘。

【处方】桂枝加厚朴杏子汤加味。桂枝9g，白芍9g，厚朴6g，杏仁6g，紫苏子6g，白果仁6g，炙甘草6g，生姜6g，大枣10g。2剂，每日1剂，煎汤服。

二诊（2009年10月10日）：2剂后哮止喘平，脉静身凉，唯大便稀薄，每日2次。

【处方】桂枝6g，炒白芍6g，白果仁6g，姜半夏6g，白术6g，茯苓6g，炙甘草3g，生姜6g，大枣10g。3剂，每日1剂，水煎服。

药后诸症悉平。为防复发，拟善后之方。

【处方】黄芪10g，人参6g，白果仁6g，白术6g，五味子3g，陈皮6g，砂仁3g，紫河车3g，炙甘草3g，冬虫夏草3g。共为细末，每服3g，每日2次。

连服4个月，停药观察。随访3年未再复发。

◆ 解析

郑教授对桂枝加厚朴杏子汤治疗小儿哮喘倍加推崇，常用此方治疗小儿支气管哮喘。表虚者加黄芪；肾阳不足者加附子、白果仁；痰多者加姜半夏；喘重者加紫苏子、白芥子；血虚者加当归；肾精亏虚者加肉苁蓉、五味子、紫河车，每收良效。本例患儿患哮喘3年，发作后用桂枝加厚朴杏子汤控制哮喘，随后以培土生金收功，继以扶正固本方散剂缓图而收全功。

【引自】郝晓维.难治性儿科病辨治与验案.北京：科学技术文献，2011.

◆ 读案心悟

孙谨臣医案

王某，男，6岁。主诉：反复咳喘2年余。现病史：患儿2年前因天气变化常发生哮喘，现又急性发作，现患儿孱弱，面灰不泽，眼睑轻度浮肿，精神萎靡，入寐即醒，手足欠温，哮吼之声达户外，吸气时喉间如水鸡声，纳食不馨，大便多溏；舌胖嫩、苔薄白，脉沉细。中医诊断：哮喘；西医诊断：支气管哮喘。

【辨证】肾虚不纳。

【治法】补肾固本。

【处方】紫河车9g，坎脐9g，煅龙骨9g，五味子6g，炙甘草6g，制黄精6g，鹿角霜3g，野山参3g，制附子1.5g，肉桂1.5g。共研细末，每次6g。每日3次，开水调服，3日服完。

二诊：药后哮喘明显减轻，精神转佳，寐时安适，纳有增加，咳嗽转疏，略有吼声。守方月余，日见平复。经随访年余，未见复发，且儿体日见健壮。

◆ 解析

患儿面灰不泽，精神萎靡，手足不温，结合舌脉象，孙老准确判断为肾虚不纳证，予补肾纳气为本，运用紫河车、鹿角霜等血肉有情之品温肾填精纳气；配合野山参大补元气，佐以桂枝、附子鼓舞阳气；五味子、煅龙骨收涩肾气；辅以炙甘草调和诸药，益气和中，兼制诸药，而无辛燥之弊。

【引自】吴大真，刘学春，王光涛，等.现代名中医儿科绝技.北京：科学技术文献出版社，2004.

◆ 读案心悟

王鹏飞医案

　　杨某，男，6岁。1988年3月6日就诊。患儿在2岁时因高热、咳嗽气喘，西医诊断为喘型肺炎，经治痊愈。但其后经常咳嗽气喘，15天或1个月既发，迭投抗生素、激素未能根除。此次发作已2天，气喘不能平卧，咳嗽阵发，喉中痰嘶，声达户外，吐痰最多、色白泡沫；面色发青，低热无汗，舌苔白腻，脉浮滑。

　　【辨证】寒饮伏肺。

　　【治法】温肺化痰，降气平喘。

　　【处方】炙麻黄5g，桂枝3g，法半夏6g，干姜3g，桑白皮10g，射干5g，杏仁10g，苍耳子10g，葶苈子10g，甘草3g。

　　该方连进2剂，身热汗泄而解，气喘得以平卧，喉头痰嘶消失，咳嗽减轻，唯痰多咳吐不爽，脉滑。此为外邪已解，痰湿化而未尽，肺失肃降。原方去桂枝、五味子，加白芥子、莱菔子、款冬花。继服3剂，咳嗽气喘虽完全消失，但下肢酸软，夜尿多。从肾治本，防其复发，用河车片，每日3次，每次3片，连服3个月。其后哮喘未发。

◆ 解析

　　近感风寒，外束其表，内引伏痰，肺失清肃之令，故而发热无汗，咳喘痰鸣，卧难着席，痰多色白，舌淡、苔白、脉浮紧。此为表里俱寒，宜辛温疏表，散风化痰，降气定喘，投小青龙汤加味。因患儿肺虚不显，故去五味子、白芍，防其恋邪；加射干利咽消痰，以除喉鸣；桑白皮、葶苈子以泻肺降气；苍耳子祛风脱敏，解痉平喘。药后外邪虽解而里湿未

◆ 读案心悟

除，去姜桂之辛散，加三子养亲汤降气除痰，以尽余邪。痰化而喘平，唯下肢酸软，夜尿多，肾虚是也。借此风平浪静之日，正是固本断根之时，故服河车片补肾培元，以收全功。

【引自】刘克丽，王孟清.儿科病名家医案·妙方解析.北京：人民军医出版社，2007.

田家远医案

周某，男，4岁。1989年1月6日就诊。患儿襁褓之时，肌丰体胖，面部多发湿疹，8个月时因毛细支气管炎治疗不彻底，其后经常咳嗽气喘，15～30天即大发作1次，冬、春之季辄发尤甚，多经西药治疗未有根除。此次发作已历5天，头额有汗，胸闷气喘，动则尤甚，不能平卧，喉中有声，痰多色黄、质黏难咳；舌质偏红、苔淡黄，脉滑数。

【辨证】痰热蕴肺，宣降失司。

【治法】清热化痰，降气平喘。

【处方】炙麻黄5g，杏仁10g，桑白皮10g，款冬花10g，半夏6g，紫苏子10g，黄芩5g，地龙10g，赭石20g，甘草3g。

上方连服5剂，气喘即告平稳，精神振作，唯咳有痰声，活动多汗。乃改用成药南烛丸，每次3g，每日2次，以尽余邪。其后服固本止咳片、河车片半年，面色转红，体重增加，精神振作，虽经多次寒潮袭击，宿疾未发。

◆解析

古人云"脾为生痰之源，肺为贮痰之器"，是证素禀脾虚，痰湿内生，留伏肺俞，酿为哮喘痼疾。此因外感诱发，痰湿化热，是以肺虚不能降气，肾虚不能纳气，肺、脾、

◆读案心悟

肾三脏同病，遵《黄帝内经》急则治标，缓则治本之明训，先从清肺化痰降气平喘着手，方选定喘汤加减。加赭石重镇降气；地龙解痉平喘。药后肺气降而喘平，然痰化未尽，故用南烛丸以扫残云。其后服固本止咳片、河车片健脾益肺滋肾，缓则治本意耳。

【引自】刘克丽，王孟清.儿科病名家医案·妙方解析.北京：人民军医出版社，2007.

赵 心 波 医 案

徐某，男，7岁。幼患喘咳，每年发作。初诊：1周前因玩耍过度，天气骤寒，喘息又作，日来加剧，饮食难进，呕吐上逆，精神萎靡，坐卧不宁，大便2日未行，小溲短黄，曾经治疗未效，转诊来院。舌苔白薄，脉沉缓，诊为支气管哮喘。

【辨证】风寒闭肺。

【治法】宣肺平喘，利气化痰。

【处方】炙麻黄3g，炒杏仁6g，炙桑白皮10g，紫苏子6g，化橘红6g，款冬花10g，白果6枚，旋覆花10g，川贝母、浙贝母各6g，清半夏6g，炙枇杷叶10g。

二诊：服药3剂后，效不显，仍咳嗽阵发，气促作喘，动则尤甚，低热。请赵老诊视，见舌质微红、苔根黄，两脉数，为肺阴久伤，感寒作喘。当予滋阴肃肺、止嗽宁喘之剂。

【处方】炙桑白皮10g，北沙参10g，炙枇杷叶6g，黄芩6g，生石膏18g，炒杏仁6g，阿胶珠6g，麦冬10g，白术10g，麻黄2.4g，焦大黄5g，知母6g。定搐化风锭，每服1丸，每日服3次。

三诊：服药3剂，咳轻喘止，身热已平，大便尚干，舌根苔部黄厚，脉稍数。诸症已减，胃肠滞热尚盛，上灼肺金，再予清燥润肺之剂善后。

【处方】黑玄参10g，阿胶珠6g，炒杏仁5g，炙桑白皮10g，炙枇杷叶

10g，麻黄1.5g，黄芩6g，焦麦芽10g，生石膏18g，麦冬10g，焦大黄5g，瓜蒌仁10g。

住院6天，诸症悉无，肺无啰音，出院调养。

◆ 解析

◆ 读案心悟

"形寒饮冷则伤肺"，暴寒外束，痰热内聚，郁阻肺络，清肃失司，喘息因之发作。赵老考虑到肺阴久伤，故在肃肺定喘的同时，重用滋阴润肺的沙参、麦冬、阿胶珠等药，收效显著。小儿阳常有余，阴常不足，肺为娇脏，喜润恶燥，故赵老在治疗小儿肺部疾病时，很重视甘寒清热、滋阴润肺之品，同时还留意润燥清肠。肺与大肠相表里，清大肠即所以泄肺气。

【引自】肖达民. 专科专病名医验证经验丛书·儿科病. 北京：人民卫生出版社，2006.

吴少怀医案

彭某，女，3岁。1962年2月14日初诊。患支气管哮喘已久，1个月1发，时轻时重。现咳嗽，哮喘，动则加剧，畏寒怕冷，自汗盗汗，气短乏力，大便干，小便可，胃纳少，形体消瘦；舌苔薄白，脉濡数。

【辨证】久病脾肺两虚，营卫失调。

【治法】益气固卫和营。

【处方】玉屏风散加味。生黄芪6g，生白术4.5g，防风1.5g，当归3g，炒白芍3g，生牡蛎6g，五味子（打）10粒。水煎服。

二诊（1962年2月17日）：服药3剂，汗止，纳增，喘轻，舌脉同前。上方去

名医小传

吴少怀，浙江钱塘人。幼年丧父，随母迁居济南。1916年入济南私立大同医院学医，学成后留院任中医师。1928年自行开业行医。他熟谙中医经典，博采诸家之长。30年代即跻身于济南名医之列，是济南"四大名医"之一。1939年任中国红十字会济南分会顾问。

白芍，加川贝母3g，生甘草1.5g。水煎服。

三诊（1962年2月20日）：服药3剂，哮喘已平，纳食增加，大便正常，仍恶寒怕冷，气短乏力；舌苔薄白，脉沉缓。改用健脾益肺，补肾纳气之散剂，以巩固疗效。

【处方】台参12g，生白术15g，茯苓15g，清半夏12g，陈皮9g，生甘草9g，麦冬15g，五味子6g，枸杞子12g，百合12g，海蛤粉12g。共为细末，每服1.5g，每日2次，白水送下。

久服散剂1年，病愈。

◆ 解析

方用玉屏风散益气固卫；当归、白芍和营；加牡蛎、五味子纳气敛汗；后用六君补益肺脾，谨守病机，所以取效。如果一见咳喘，即投平喘止咳剂，不求其本，往往南辕北辙。吴老医师顾其小儿之特点，用药轻少通灵，缓图以愈。

【引自】朱玲玲，陈沛熙. 古今名医临证实录丛书·儿科病. 北京：中国医药科技出版社，2013.

◆ 读案心悟

杨以阶医案

刘某，女，12岁。1973年4月3日初诊。禀赋不足，五六年来，不耐风寒，如遇气候骤变，易发哮喘。最近4个月，发作5次，前医屡投麻黄、桂枝辛散之品，喘咳益甚。患儿抬肩撷肚，气短胸闷，喉中哮鸣，痰液清稀不易咳出，形瘦体弱，面色苍白，精神萎靡，纳食大减，便溏额汗；苔白微腻，脉来虚缓。

【辨证】脾肺两虚。

【治法】和脾理肺，止咳定喘。

【处方】北沙参9g，云茯苓9g，生白术9g，南杏仁9g，橘红9g，白果9g，葶苈子6g，五味子4.5g，法半夏9g，怀山药9g，射干9g，大枣4枚。3剂。

二诊（1973年4月6日）：咳嗽减轻，喘息略定，抬肩撷肚症状消失。脾肺两虚未复，仍有胸闷、呼吸不畅，痰虽易出，大便仍溏。原方加甘草6g，紫苏子9g，去葶苈子、射干。3剂。

三诊（1973年4月10日）：喘急平伏，胸闷减轻，喉鸣消失，仍咳痰少，纳增便实，腻苔已化。脾肺之气得调，虚羸之象将复，仍循原法为治，加用化痰止咳之品。

【处方】炒党参9g，炒白术6g，云茯苓9g，炙甘草4g，橘红6g，五味子4.5g，法半夏9g，怀山药9g，川厚朴4.5g，秋桔梗6g，炒谷芽、炒麦芽各9g，紫菀9g。3剂。

四诊（1973年4月15日）：咳喘基本消失，纳食增多，精神振旺。嘱常服健脾丸；并嘱慎风寒，节饮食，忌食生冷，少食荤腥，加强体育锻炼，预防复发。

◆ 解析

久喘脾肺两虚，形瘦面苍白，纳少便溏，额汗神萎，脉来虚缓，为一派虚羸之象，非宣肺定喘法所能奏效。须重在治本，兼顾治标，扶正为主，祛邪为辅。治取调治脾肺，补土生金；佐以止咳化痰，肃清肺气，使气机一利，痰涎自少，咳喘乃平。

【引自】刘平，张婉瑜，杨建宇. 国医大师验案良方·妇儿卷. 北京：学苑出版社，2010.

◆ 读案心悟

丁启后医案

郝某，男，10岁。1974年1月18日初诊。3岁时病患麻疹，失于调治。嗣后屡发咳嗽，反复哮喘。每遇天气变化，骤然而发，痰壅气闭，喘息不得停歇，汗出骤然，昼轻夜重。近因受寒，咳喘3天不息；舌苔薄白，脉浮紧。

【辨证】寒邪闭肺证。

【治法】宣肺散寒，止咳定喘。

【处方】小青龙汤加味。炙麻黄3g，炒桂枝3.5g，南杏仁9g，粉甘草2.5g，法半夏6g，云茯苓9g，橘红6g，秋桔梗4.5g，象贝母6g，白芥子3g，细辛1.5g，生姜2片。3剂。

二诊（1974年1月22日）：继进辛温祛寒，佐以化痰止咳。服药3剂，痰鸣哮喘、胸满憋气明显好转，但肺气未能肃降，故咳嗽未瘥，痰稠未清。仍以止咳化痰为治。

【处方】炙麻黄3g，南杏仁9g，炙甘草3g，信前胡4.5g，清半夏6g，陈枳壳4.5g，象贝母6g，广陈皮4.5g，蒸紫菀6g，款冬花6g，生姜2片。3剂。

三诊（1974年1月26日）：症状缓解，咳喘俱安。嘱常服健脾丸，并须慎避风寒，节饮食，加强体育锻炼，预防复发。

◆ 解析

幼年麻疹，失于调治，脾肺气虚，腠理不密，每多外邪所乘，病成喘急。本次发病为气候骤冷，感而成疾，肺失治节，郁闭不宣。方选小青龙汤解表散寒，二陈汤化痰止咳。复诊仍重在祛痰定喘。治之喘定后，用健脾调治。喘息型支气管炎气喘咳嗽，为风邪内侵，引动宿痰之证，治以小青龙汤、四君子汤加减，搜风化痰、益气健脾。

◆ 读案心悟

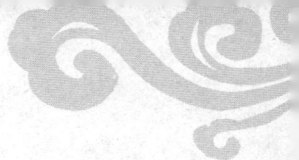

【引自】于作洋. 现代中医临证经验辑粹·儿科病. 北京：中国中医药出版社，2007.

陈宝义医案

李某，男，7岁。2010年1月16日初诊。主诉：间断咳喘2年，近2天咳喘发作。近2年反复发作咳喘，每于冬季发作频繁。曾予抗生素、平喘药及麻杏石甘汤、定喘汤等治疗，取效不速，发作时间每达1周。近2天感寒后咳喘再发作，夜间明显，痰多涎沫，纳佳，便调。患儿平素易感，形体偏胖，面色㿠白。查体：神清，精神可，咽不红，双肺听诊可闻及少许哮鸣音，心音有力，律齐；舌质淡红，苔薄白湿滑，脉滑。中医诊断：哮喘，证属寒饮伏肺；西医诊断：支气管哮喘。患儿平素面白体胖，此为素体脾虚失健、水谷不能化生气血，反酿生痰浊，饮伏于肺，于冬季感寒，触动伏痰，痰气交阻于气道而发咳喘。方拟小青龙汤加减以温肺化饮。

【辨证】脾虚痰盛，复感风寒。

【治法】补脾祛湿，化痰平喘。

【处方】小青龙汤加减。麻黄6g，细辛3g，干姜6g，炙甘草6g，杏仁10g，桃仁6g，白果10g，款冬花10g，葶苈子10g，半夏10g，瓜蒌20g，胆南星6g，石韦10g，五味子6g，射干10g，辛夷10g，防风10g。3剂，每日1剂，水煎服。

二诊（2010年1月20日）：服药3剂后，患儿喘息止，偶有咳嗽，双肺哮鸣消失。继以原方4剂以善其后。

三诊（2010年1月25日）：患儿服药4剂后，咳喘止。

◆ 解析

患儿面色㿠白，形体肥胖，此为痰湿内盛体质。入冬屡感风寒，致咳喘反复发作，医者

◆ 读案心悟

常以麻杏石甘汤或定喘汤，配合西药治疗，往往取效缓慢，待寒邪入里化热后，痰祛热清而发作止。本次发作，患儿痰湿内盛，又感风寒，故以小青龙汤温肺化饮，疗效显著。

【引自】朱玲玲，陈沛熙. 古今名医临证实录丛书·儿科病. 北京：中国医药科技出版社，2013.

裴学义医案 1

杜某，男，7岁。1998年6月17日初诊。现病史：3个月前，患儿感冒后出现咳嗽，痰少不易咳出，咳嗽加剧时出现喘憋、气促，夜间喘甚时不得平卧，伴胸闷不舒，平素食欲欠佳，易出汗，大便偏干。患儿素体肺、脾、肾三脏不足，外邪侵袭，正气不支，表邪入里触动伏痰，痰邪胶结，郁于肺经，阻塞气道，肺失宣降，逆而成喘。邪郁日久，伤及阴液，故喘憋日久不愈，伴苔少，大便偏干。现症：精神差，呼吸喘促，喉间可闻及喘鸣音，双肺可闻哮鸣音，心腹查体未见异常；舌质红、苔少，脉滑数。中医诊断：哮喘；西医诊断：支气管哮喘。

【辨证】肺肾阴亏，痰阻气道。

【治法】养阴清肺，滋潜下焦。

【处方】麻黄1g，白果10g，沙参10g，麦冬10g，五味子10g，莲子心4g，百合10g，川贝母6g，生牡蛎30g，浮海石10g，磁石12g，石菖蒲10g，郁金10g，远志10g。14剂，水煎服。

二诊（1998年7月4日）：服药14剂后，咳喘消失，精神好转，纳食较前增多，大便干有所改善；舌质淡红、苔薄白。缓解期继以健脾益肺调理。

【处方】神曲10g，草豆蔻4g，砂仁4g，炒莱菔子6g，瓜蒌12g，石菖蒲10g，郁金10g，白果10g，川贝母6g，浮海石10g，黄精10g，桑寄生20g。21剂，水煎服。

三诊（1998年7月18日）：服药21剂，未再发作喘憋，食欲增加，大便正常。

◆解析

对于本例哮喘，裴学义教授根据病史及临床表现考虑既有痰热闭肺、肺气不宣之症，又有肺肾阴亏、摄纳失常、气不归原之象，治疗上裴学义教授标本同治，清肺化痰，滋潜下焦并进。方中以麻黄宣肺气，开痰结；以白果、川贝母敛肺气，定喘嗽；沙参、麦冬、五味子养肺阴润肺；生牡蛎、浮海石、磁石养肾阴，固护下焦，同时又有清热化痰之功；石菖蒲、郁金、远志可化痰开肺郁。缓解期裴学义教授治本扶正，予补肾、健脾、益肺等。

【引自】胡艳.裴学义儿科临证百案按.北京：人民卫生出版社，2013.

◆读案心悟

裴学义医案②

王某，女，8岁。1998年10月9日初诊。主诉：反复咳喘3年。现病史：3年前患儿出现咳嗽、喘憋，每次均在感冒后发作，经控制感染、激素及平喘药治疗1周后逐渐好转，本次发作已持续2～3周，咳喘时轻时重，始终未缓解。现症：精神可，面色黄，呼吸稍促，轻度喘憋，双肺可闻及喘鸣音及痰鸣音，心腹查体未见异常；舌质偏红、苔薄白。中医诊断：哮喘；西医诊断：支气管哮喘。

【辨证】痰热壅肺，肺失宣降。

【治法】清热化痰，止咳平喘。

【处方】生麻黄0.6g，杏仁10g，生石膏15g，象贝母10g，石菖蒲10g，郁金10g，射干10g，板蓝根10g，厚朴4g，紫苏子6g，黛蛤粉10g，白果10g，川贝母6g，浮海石10g，磁石10g。14剂，水煎服。

二诊（1998年10月23日）：服药2周咳喘明显好转；舌苔仍厚。前方去生麻黄，加鲜芦根30g，滑石10g。

三诊（1998年11月7日）：患儿服药2周后咳喘基本消失。

◆解析

裴学义教授方选麻杏石甘汤清热，宣肺，止咳，平喘。石菖蒲、郁金、厚朴理气化痰开窍；白果、紫苏子均可化痰平喘；象贝母可清肺热化痰止咳。对咳喘日久者，裴学义教授常与川贝母配合以增润肺收敛平喘之功。黛蛤粉、浮海石、磁石既可清肺热、化顽痰，又可滋肾阴、潜浮阳、固下焦，无虚火上扰于肺，肺金得清，咳喘则平。

◆读案心悟

【引自】胡艳. 裴学义儿科临证百案按. 北京：人民卫生出版社，2013.

裴 学 义 医 案 ③

于某，女，6岁。1998年10月21日初诊。主诉：反复咳喘2年。现病史：2年前，患儿每次感冒后即出现咳嗽、喘憋，我院确诊为"支气管哮喘"。曾口服丙卡特罗（美喘清）及必酮碟雾化平喘治疗，用药1年余，患儿仍间断发作，平均1～2个月1次。1周前患儿又感冒咳嗽、喘憋，平素偏食，大小便正常。现症：精神可，形体偏胖，呼吸喘促，喉中痰鸣，双肺呼吸音粗，可闻及哮鸣音，心腹查体未见异常；舌质红、苔白厚腻，脉滑数。中医诊断：哮喘；西医诊断：支气管哮喘。患儿体质偏胖，为痰湿偏盛之体，每次感受外邪之后，则易引动宿痰滞饮发作咳喘。

【辨证】痰湿内蕴，肺失肃降。

【治法】祛湿化痰，止咳平喘。

【处方】鲜芦根30g，滑石10g，云茯苓10g，半夏6g，化橘红6g，厚朴6g，白芥子6g，杏仁10g，豆蔻6g，薏苡仁15g，草豆蔻4g，砂仁4g，前胡10g，枇杷叶10g。14剂，水煎服。

二诊（1998年11月6日）：服药2周，患儿咳喘明显好转，继服前方2周咳喘消失。但患儿再次出现感冒、发热、流涕，前方去草豆蔻、砂仁，加金银花10g，连翘10g，地骨皮10g，鲜白茅根30g。

三诊（1998年11月13日）：患儿服药1周感冒症状消失，服药期间未出现喘憋发作。

◆ 解析

裴学义教授治疗本例咳喘患儿结合了小儿的体质，他治病时常强调体胖患儿多脾虚生痰湿，体瘦患儿多阴虚生内热的特点。故裴学义教授依其体胖痰湿偏盛，治疗中从化痰祛湿入手，选方为三仁汤加减，方中杏仁、豆蔻、薏苡仁可宣上、畅中、渗下。因"脾为生痰之源，肺为贮痰之器"，裴学义教授治疗咳喘常肺脾同调，若仅用或早用止咳敛肺之药，咳喘可能很快消失，但每遇外邪即可引动中焦痰湿而发作咳喘，因此方中裴学义教授加入了半夏、化橘红、草豆蔻、砂仁等健脾化湿之药，标本同治，使咳喘不易再发。

【引自】胡艳.裴学义儿科临证百案按.北京：人民卫生出版社，2013.

◆ 读案心悟

宋祚民医案

彭某，女，12岁。2天来咳喘发作，喘憋气促，吸气不利，多汗，不得平卧，鼻翼煽动，精神烦倦、急躁，动则心悸气短，时有耳鸣，腰酸腿软，面色略黄，发育中等；舌质淡红、苔薄白，脉略数。患儿5岁时患支气管炎，发作频繁，咳喘逐渐加重，劳累后即发，发作原因不明，似与气候无关。每次发作需用止咳药及激素治疗。在某医院变态反应科检查，报告对菠菜及羊肉过敏，忌食羊肉及菠菜后仍频繁发作。西医诊断：过敏性哮喘。

【辨证】肾虚肺燥。

【治法】清肺润燥，滋肾定喘。

【处方】麻黄1g，桂枝3g，附子5g，炒栀子6g，生地黄10g，山茱萸6g，山药10g，牡丹皮10g，茯苓10g，泽泻6g，麦冬10g，紫菀10g。

服药2剂后，咳喘减轻，但仍不能平卧，饮食尚可，大便已调；舌无苔，脉缓。上方加诃子肉6g，天花粉10g，敛气润肺。

又服4剂后，咳喘已止，再予上方4剂后停药观察。2天后又因劳累而发作，夜间气道痰鸣，饮食略减，精神尚好，大小便正常，舌无苔，脉缓。患儿久犯咳喘，气阴已虚，故用补益肺阴、固敛肺气之剂，上方去麻黄、炒栀子，加五味子6g，白芍10g，炙甘草6g。

再服4剂后，气喘已平，但略咳，精神饮食均好，舌、脉同前。继服上方14剂，以巩固疗效。1年后追访，哮喘未再发作。

◆ 解析

◆ 读案心悟

本例患儿，初因患支气管炎致哮喘频发，入夜即咳重，喘不得平卧，烦躁，便秘，为阴虚肺燥；动则心悸气短，吸气困难，时有耳鸣，腰酸腿软，是为哮喘日久致肾虚之征。开始治疗时重点在宣肺，使上焦得通，津液得下，大便自调，肺气得以肃降；再以益阴润肺救燥；后来重在益肾阴、润肺补虚。服药8剂，使肾气得固，肺气得以宣降，喘息自平。

本方治法是以温补肾阳为主。方用熟地黄滋肾阴，益精髓；山茱萸、山药滋补肝脾，辅助滋补肾中之阴；并以少量桂枝、附子温补肾中之阳，意在微微生长少火以生肾气；方中泽泻、茯苓利水渗湿；牡丹皮清泻肝火，与温补肾阳药相配，意在补中寓泻，以使补而不腻。本方配伍方法，属于阴中求阳之类。

若肾阳虚衰，水失蒸化，痰涎上泛者，可加半夏、胆南星；虚明显者，加补骨脂、淫羊藿、鹿角片；肾阴不足者，宜滋阴补肾，加麦冬、五味子、当归、龟甲胶；肾虚不能纳气者，加核桃仁、冬虫夏草以补元气、益精血、定喘嗽。

【引自】刘晨涛. 儿科专家卷·宋祚民. 北京：中国中医药出版社，2012.

第五章　反复呼吸道感染

　　小儿反复呼吸道感染，是儿童常见的呼吸道疾病，多发于半岁到6岁的儿童，在1年内反复呼吸道感染可达10次，甚至超过10次（或半年内达到6次），有的平均每月有1～2次呼吸道感染；病程长，每次上呼吸道感染可达10天以上，下呼吸道感染可达3周以上；有的一次未愈，又接着下次重复感染，反反复复甚至迁延几个月之久；有的初期是上呼吸道感染，很快发展为下呼吸道感染，经治后，有的临床症状虽见好转，而肺部病灶较难消失。有研究表明：反复呼吸道感染患儿存在着红细胞免疫功能低下及体液免疫功能的紊乱，对感染的免疫应答失常，表现为红细胞免疫抑制、白细胞吞噬功能不全，造成清除免疫复合物缓慢，形成间歇性防御功能异常，使感染呈波浪形。中性粒细胞吞噬功能和PHA敏感细胞被抑制形成恶性循环，导致反复患病。

刘弼臣医案

王某，男，2岁。患儿于1周前因高热，曾在某医院诊为"上呼吸道感染"，经用抗生素治疗后，体温仍高达40.3℃，夜间尤重，无汗，烦急不眠，啼叫不食，口渴思凉饮，食凉西瓜。现症：身热，体温39.5℃，少汗，咽红作痛，流涕白稠，咳嗽气粗，偶见痰声，腹胀不思食，口干不多饮，大便软，每日1行，尿黄少；舌质红、苔白、中心略厚，指纹青长，脉浮滑数。查白细胞计数10.6×10⁹/L；双肺呼吸音粗，偶闻及湿啰音。

【辨证】肺胃蕴热，兼外邪。

【治法】清平肺胃，疏解透邪，止咳化痰。

【处方】芦根20g，白茅根20g，菊花10g，板蓝根10g，生石膏18g，浙贝母10g，大玄参10g，金银花15g，青连翘10g，佩兰叶10g，地骨皮10g，炒栀子5g。5剂，水煎服。

服上药第1剂后，患儿身见微汗，体温降至37.2℃，静睡一夜，醒后思要饮食，已不烦急，唯咳嗽仍频，痰较前多，痰稀色白，不易咳出，咽红痛减；舌质淡红，舌苔薄黄，脉滑略数。

检查：两肺可闻及痰鸣音，白细胞计数7.6×10⁹/L，继给予清肺化痰止咳之品。

【处方】芦根20g，白茅根20g，麻黄1.5g，杏仁10g，生石膏18g，桑白皮10g，葶苈子6g，紫苏子6g，紫苏梗10g，鱼腥草10g，黄芩10g，生蛤壳10g。

继用水煎服6剂，药后患儿咳嗽止，精神好，喜玩耍，食欲好，二便通畅，有时因活动剧烈偶咳一二声。嘱其继服2剂后痊愈。

◆ 解析

小儿多因平素喜食鱼肉厚味，胃家易于蕴热，胃热上行，熏蒸于肺，以致肺胃蕴热并易生痰。因其内热在先，便更易受外邪侵袭，

◆ 读案心悟

内外同病，此类肺胃痰热型在临床较为常见。方中以芦根、生石膏清平肺胃；菊花、玄参、金银花、连翘、炒栀子清热解毒；板蓝根、浙贝母清肺利咽；佩兰叶、地骨皮透邪退热。药后微汗热退，因其肺胃里热蕴痰，继予清肺化痰。方中以芦根清肺胃、疏表热；以白茅根清里热、护阴液；生石膏清平肺胃；麻黄、杏仁、桑白皮宣肺降气；葶苈子、紫苏子、紫苏梗降肺气化痰；黄芩、鱼腥草、生蛤壳清肺化痰。诸药共奏清热宣肺、降气化痰、止咳之功。患儿咳嗽止后，如果剧烈活动，如跑跳后偶见咳嗽，多属恢复阶段。为清除余热，亦可继服1～2剂，以巩固疗效。

【引自】于作洋. 中国百年百名中医临床家丛书·刘弼臣. 北京：中国中医药出版社，2011.

何世英医案

李某，男，8岁。2009年5月16日初诊。父母代主诉：发热4天。病史：患儿4天前因受凉而发热、头痛、咽痛，经社区门诊诊为"感冒"，口服感冒清热颗粒1天，发热加重，体温38.8℃，又静脉滴注头孢类抗生素而热退，1天后发热又加重而来诊。症见：发热，体温39.1℃，头痛，咽痛，大便两日未行，咽红，扁桃体Ⅰ度肿大、充血。舌脉：舌尖边红、苔白而干；脉数。中医诊断：风温感冒；西医诊断：上呼吸道感染。

【辨证】风热袭表，热郁三焦。

【治法】疏风清热，解毒利咽。

【处方】银翘散合升降散加减。牛蒡子6g，薄荷6g，金银花10g，连翘10g，淡豆豉6g，蝉蜕10g，炒僵蚕10g，生大黄3g，生石膏15g，甘草3g。2剂，每日1剂，水煎，分2次服。

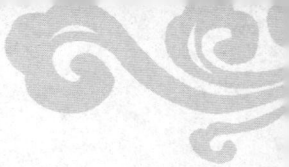

二诊（2009年5月18日）：服药1剂，见汗热减；2剂便通，热解而愈。

◆解析

小儿肺常不足，易受外邪，风热犯肺则
发热、咽痛，患儿素体蕴热，风温时邪犯肺，
引动内蕴郁热，循经上至诸阳之会则头痛。何
教授药切病机，取效亦捷。小儿"阳常有余，
阴常不足"，一旦为病邪所侵，则多从阳而化
热。小儿脾常不足，易因食积滞而化热，一遇
外感旋即发病。升降散治温病表里三焦大热，
合银翘散则辛凉宣泄、疏风清热、升清降浊、
泄热通腑，乃表里双解。

【引自】万力生. 中医儿科临证治要. 北京：学苑出版社，2012.

◆读案心悟

朱 瑞 群 医 案

龚某，女，3岁。主诉：反复感冒、咳喘半年余。现病史：反复感冒、
咳喘，平均每月2～3次，半月前患支气管肺炎住院治疗，10天后痊愈出院。
现面色少华，多汗肢冷，形体较瘦，食欲欠佳，少许鼻塞流涕。查体：咽不
红，舌质淡红、苔薄白，脉濡细。西医诊断：反复呼吸道感染。

【辨证】卫阳虚损，营卫不和。

【治法】益气固表，调和营卫。

【处方】桂枝2g，白芍12g，黄芪15g，甘草3g，生姜1片，大枣10枚。
30剂。

二诊：出汗减少，四肢转温，食欲稍改善，鼻塞流涕消失。守方，
30剂。

三诊：面色转华，食欲转佳，2个月未再感冒。原方巩固治疗3个月，患

儿半年未出现咳嗽、发热等症，面色红润，体重增加3kg。

◆解析

反复呼吸道感染多因先天禀赋不足或后天调养失宜所致。《幼科释谜·感冒》所云："感冒之原，由卫气虚，元府不闭，腠理常疏，虚邪贼风，卫阳受扰。"朱老认为，卫气有温养皮肤、开合毛窍、抵御外邪入侵之功，而卫阳不固，营阴外泄，恰为本病发病的主要机制。本案轻用桂枝温阳解表，祛风通阳，重用白芍敛阴和阳，调和营卫阴阳，且散中寓收，其中轻重之配伍又含有顾护营阴、防止发散太过之意。此外，予黄芪益气固表，生姜通阳，大枣、甘草益气健脾，调和诸药。用方精当，轻重合宜，有益气固表之功，颇合营卫失和之病机。

【引自】吴大真，刘学春，王光涛，等.现代名中医儿科绝技.北京：科学技术文献出版社，2003.

◆读案心悟

汪受传医案

张某，男，4岁。2001年5月21日初诊。主诉：反复呼吸道感染1年余。现病史：患儿2000年9月上幼儿园后，反复出现发热、鼻塞、流涕，至今已因支气管哮喘合并肺部感染2次住院治疗。平均每月发热1～2次，每次发作均伴有咳喘，至医院就诊，多数诊断为急性扁桃体炎、支气管哮喘急性发作。患儿已经使用丙酸倍氯米松吸入治疗，但因反复呼吸道感染，而疗效欠佳。现形体瘦弱，面白少华，自汗盗汗，汗出肤冷，四肢稍凉，现无发热，无咳嗽，

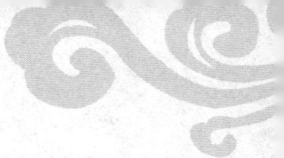

无鼻塞流涕，纳差，二便调；舌质淡红、苔薄白，脉细数。中医诊断：哮喘；西医诊断：①反复呼吸道感染；②支气管哮喘。

【辨证】肺卫不固，脾肾亏虚。

【治法】益气固表，温补脾肾。

【处方】黄芪15g，白术10g，防风3g，五味子5g，紫河车3g，补骨脂10g。共煎，熬成900mL，加入蜂蜜、白糖各100g。存入冰箱，每次20mL，每日3次。7剂。

二诊：精神较活泼，面色较前红润，出汗减少，以夜汗为主，纳稍好转，便调；舌质淡红、苔薄白，脉细数。处方同前，30剂。

三诊：服药期间，患儿多次复诊，无再感冒，无咳嗽，食欲增加，出汗明显减少。服药1个月余，家长诉体重增加2kg，十分欣慰。随访半年余，患儿仅发热咳嗽1次，且感冒后未见哮喘发作，可正常返幼儿园上学。

◆ 解析

反复呼吸道感染是儿童常见病，严重影响儿童生长发育、身体健康，目前发病率逐年呈上升趋势。西医学认为本病同患儿的免疫系统发育不成熟有关，中医学认为与肺、脾、肾三脏虚弱、正气不足有关，二者在理论上有相似之处。哮喘患儿由于气道敏感，发病率高于其他儿童，汪老认为其与哮喘患儿的本虚体质密切相关。小儿脏腑娇弱，加之反复外感，正气不足抗邪，肺、脾、肾三脏功能失常，致病由口鼻、皮毛而入。汪老临证区分邪多、邪少来决定补益为主，抑或攻邪为要，注意虚实辨证。发作期可以祛邪为主，采用疏风解表法；缓解期应以扶正补益为主，以益肺健脾补肾为法。汪老善用以上六味中药配伍，取玉屏风散之意，健脾益肺，加用补骨脂、紫河车温脾补

◆ 读案心悟

肾，临床验证能提高复感儿免疫功能，有效减少呼吸道感染的复发。按处方煎成糖浆，制剂简单，口感良好，煎煮贮存、携带方便，慢病以缓药图之，疗效绝佳，值得推广。

【引自】万力生. 汪受传儿科临证医论医案精选. 北京：学苑出版社，2008.

王烈医案

王某，男，6岁。1991年11月3日初诊。患儿平素体弱，感寒而病。咳嗽伴呕，早晚重，影响睡眠，大便稀。诊时神乏，面㿠，唇淡，脉迟。诊断为肺寒咳嗽，治之温肺止咳。

【辨证】寒邪客肺。

【治法】温肺止咳。

【处方】罂粟壳5g，桔梗10g，紫苏叶10g，紫菀10g，半夏10g，陈皮15g。

11月5日二诊：服药2剂而愈。

◆ 解析

王老在对小儿咳嗽进行治疗探讨时，大胆应用罂粟壳止咳之长，实为古今疗咳之罕见。王老常讲，读古人之书，要撮其精义，与此同时还必须洞究今人之病，反对亦步亦趋，拘泥同执。对于罂粟壳这味药，古医云："劫病如神，杀人如剑。"曾被视为儿科禁忌。王老则指出，任何一种药物都有利与弊的特性，医者用药当扬长避短。在寒性咳嗽中王老善用罂粟

◆ 读案心悟

壳，意在敛肺止咳，为防其弊，而用桔梗之消
痰以佐之。

【引自】董幼祺，董廷瑶.儿科医案精选.北京：人民卫生出版社，2012.

李少川医案

王某，男，3岁8个月。1988年11月1日初诊。父母代主诉：反复上呼吸
道感染2年余。现病史：平素面色㿠白，形体消瘦，纳差便干，2年前曾患肺
炎，后反复感冒，每月至少1次，冬春季节尤为频密。现咳嗽流涕，晨起夜
间为重，时觉脐周绞痛；舌质淡红、苔薄黄，脉浮而细。诊断为反复呼吸道
感染。

【辨证】脾运失健，复感外邪。

【治法】疏解清化，调理脾胃。

【处方】藿香3g，羌活3g，独活3g，柴胡5g，前胡5g，枳壳6g，半夏
6g，川芎3g，陈皮3g，桔梗5g，茯苓5g，厚朴6g，升麻3g，葛根3g，赤芍
5g，神曲5g，甘草3g。7剂。

二诊：咳止纳增，腹痛消失，唯大便干结，脉浮细。前方加熟大黄（后
下）3g。60剂。

三诊：患儿家长代述，患儿胃纳大增，体质渐壮。后继服药40剂，年余
未复感。

◆ 解析

"邪之所凑，正气必虚"，腠理不密，营
卫不固，固然是反复呼吸道感染的重要因素，
但脾胃升降失司，运化不健亦为本病的重要病
因。李少川教授认为，脾胃主一身之阴阳，营
卫主一身之气血，脾胃升降气化失司，是卫气

◆ 读案心悟

不固的内在基础，而卫气不固，又是导致脾胃失运的外在条件。方中半夏、茯苓、陈皮、神曲健脾运脾，芳香化湿；升麻、葛根升清透达，宣发脾胃之阳气；柴胡、前胡、枳壳、桔梗疏肺理气；羌活、独活燥湿疏风；藿香、厚朴芳香逐秽化湿；赤芍、川芎活血化瘀行气；甘草益气和中，调和诸药。全方共奏健脾运脾、化湿解表之效，切合脾虚复感之病机。

【引自】吴大真，刘学春，王光涛，等.现代名中医儿科绝技.北京：科学技术文献出版社，2003.

裴学义医案

杜某，男，7岁。1997年8月24日初诊。主诉：反复咳嗽4年。现病史：4年前，患儿开始出现反复咳嗽，发热，平均每月均患1次呼吸道感染，每年因"肺炎"在当地住院治疗至少2次，每次经抗感染治疗可以好转，无明显季节性。2周前因"肺炎"在我院住院治疗，经抗感染治疗好转出院。现体温正常，仍咳嗽，有痰，免疫功能检查免疫球蛋白偏低，平素纳食欠佳，二便正常。现症：神志清，精神弱，面色黄，语音低弱，双肺呼吸音粗，未闻及啰音，心腹查体未见异常；舌质红、苔白，脉细。中医诊断：咳嗽；西医诊断：反复呼吸道感染。患儿先天禀赋不足，营虚卫弱，肺脾气虚，易屡受外邪侵袭，由于正气虚弱，邪毒不易清除，留伏于里，每遇气候变化或劳累后易受新感或余邪复燃。

【辨证】肺脾两虚，痰壅气阻。

【治法】养阴益气，泻肺化痰。

【处方】沙参10g，天冬10g，麦冬10g，五味子10g，白果10g，板蓝根10g，青黛3g，象贝母10g，川贝母6g，桑白皮10g，地骨皮10g，紫菀10g，款冬花10g，神曲10g。14剂，水煎服。

二诊（1997年9月7日）：服中药2周，患儿咳嗽消失，面部轻度浮肿，大便略干，小便正常；舌质红、苔薄白。前方加浮萍10g，连翘10g，赤小豆30g，以加强清热散风、消肿之功。

三诊（1997年10月7日）：服药4周，患儿一直未发作咳嗽，颜面浮肿消退，继续调理肺、脾两脏。

【处方】沙参10g，天冬10g，麦冬10g，黄精10g，金银花10g，连翘10g，板蓝根10g，川贝母6g，鲜芦根30g，鲜白茅根30g，谷芽10g，稻芽10g，神曲10g，草豆蔻4g，砂仁4g。

四诊（1997年11月7日）：又连续服上方4周，纳食增加，未再感冒、咳嗽。

◆ 解析

裴学义教授认为，患儿反复呼吸道感染主要由于素体脾肺气虚，易受外邪侵袭，一旦感邪，邪毒不易廓清所致。治疗时裴学义教授扶正与祛邪并进，以沙参麦门冬汤加减养阴润肺；以象贝母、川贝母、桑白皮、地骨皮、紫菀、款冬花泻肺化痰止咳；以青黛清五脏之余热；咳嗽消失后，在养阴润肺清热基础上加入黄精、谷芽、稻芽、神曲、草豆蔻、砂仁。注意健脾益气培补后天之本，增强体质，以防疾病复发。

◆ 读案心悟

【引自】胡艳.裴学义儿科临证百案按.北京：人民卫生出版社，2013.

王鹏飞医案

郭某，男，9岁。1997年11月26日初诊。患儿咳喘8年，出生后5个月患咳嗽、气喘，多次服中西药物治疗，效果欠佳。每逢天气变化时，反复发作。现仍咳喘，呼吸困难，入夜增重，咳吐少量白黏痰。近时用民间黑膏药贴大椎穴、风池穴，亦无效。症见：脉象浮紧，舌质红无苔，两肺有明显哮鸣音。胸部X线片检查：两肺门纹理粗糙、紊乱。

【辨证】肺失宣肃，痰湿上阻。

【治法】理肺化痰，健脾祛湿。

【处方】生地黄15g，炙百合15g，冬虫夏草6g，鱼腥草15g，前胡10g，炒白术10g，北沙参15g，小茴香6g，橘红6g，川牛膝5g，麻黄3g，五味子5g。水煎服。

上方服3剂后，入夜喘症已轻，痰已减少，脉象细缓。照上方去麻黄，加白果仁5g，继服24剂，而告痊愈，两肺哮鸣音全部消失。5年来，虽天气变化，未再发作。

◆解析

哮喘是呼吸道变态反应性疾病，由于过敏引起中、小支气管痉挛，黏膜水肿，黏液分泌物增多，致使小支气管和毛细支气管管腔狭窄，造成通气不畅，而发生气喘。中医学认为，哮喘虽有虚、实、寒、热之不同，但多由肺气之升、降、出、入失常，痰气交阻，气道壅塞，或"肾不纳气"所致。小儿哮喘的发生主要在肺，"肺为气之主"，但又与脾、肾有关。肺是"贮痰之器"，脾是"生痰之源"，肾为"气之根"，肾虚不能纳气，上下交接失

◆读案心悟

常，均可导致气急喘促。故肺、脾、肾三脏功能失调，是形成小儿不同类型哮喘的主要病因。故采用理肺降逆、健脾化痰、滋肾纳气三脏同治之法，收到较好的疗效。以上两例的基本方中，款冬花、杏仁、沙参、冬虫夏草理肺化痰；山药、白术、茯苓、小茴香健脾祛湿；生地黄、熟地黄、冬虫夏草滋肾补气；川牛膝、五味子能使浮越之气归纳于肾；有热者，加鱼腥草、川贝母清热化痰。肺气清肃，脾阳健运，肾气固纳，哮喘自平。

【引自】赵建新，邓国兴，田勇.儿科名家医案精选导读.北京：人民军医出版社，2007.

马其亮医案

高某，男，3岁。1992年6月9日初诊。患儿反复呼吸道感染，每月感冒2次以上，曾因"肺炎"住院4次。刻诊：面色苍白，易出虚汗，食欲欠振，形体瘦弱，大便偏干；舌质淡红、苔薄白。

【辨证】营卫失调。

【治法】益气调和营卫。

【处方】炙黄芪、生白术、浮小麦各10g，炙桂枝3g，生白芍、炙甘草各6g，炒防风8g，煅龙骨、煅牡蛎各15g，生姜2片，大枣5枚。7剂。

煎服法：中药7剂同浸入砂锅内，浓煎至800mL药液，加入冰糖、蜂蜜各100g，搅拌均匀，成为糖浆状，装入广口瓶中，入冰箱保存，每日2次，每次10mL（1匙），开水冲服，连服1个月。

1个月后患儿精神状态有所好转，食欲较前增加。又继服2个月，患儿体渐胖，追访3个月，未发感冒。

◆ 解析

◆ 读案心悟

《金匮要略》有"血痹，阴阳俱微……如风痹状，黄芪桂枝五物汤主之。""夫失精家……脉得诸芤动微紧，男子失精，女子梦交，桂枝加龙骨牡蛎汤主之。"仲景以黄芪桂枝五物汤治疗由于营卫气血俱虚，阳气不足又感风寒所致之血痹证；桂枝加龙牡汤调和阴阳，交通心肾以治失精之证。用黄芪桂枝加龙牡汤方，则用于体虚易感、多汗纳差、长期不明原因的发热，或迁延不愈的肺炎患儿，乃采用"异病同治"之法。由于小儿进药困难，长期久服不易坚持，则改用膏剂调服。

【引自】郁晓维. 难治牲儿科病辨治与验案. 北京：科学文献出版社，2011.

周仲瑛医案

曲某，女，6岁。2007年9月30日就诊。初为伤风感冒，继而发热不退，断续使用中西药物，未能彻底治愈，迁延月余。出现潮热自汗，精神疲乏，面黄青暗，二目无神，大便稀溏，日行2～3次，食少苔薄，脉濡缓；白天体温38℃，夜间高达39～39.5℃，皮肤潮润有汗；血常规检查在正常范围。

【辨证】表虚气弱，邪留未去。

【治法】和解清热。

【处方】青蒿、鳖甲各10g，白薇8g，柴胡5g，桔梗、黄芩、陈皮、秦艽各6g，甘草2g。每日1剂，水煎服。2剂。

药后热降汗少，精神转佳，胃纳渐香，唯头昏怕冷甚于常人，苔薄、根微黄腻，脉浮。邪去正虚，转以益气健中法，党参、白术、白芍、生地黄各6g，鸡内金5g，谷芽8g，甘草2g，太子参10g，大枣4枚，4剂而愈。

◆ 解析

小儿虚证感冒，临床较为常见。形成的原因，多数是误治失治，耗伤正气，如初起一味疏散、发汗太过，伤及元气，正虚则不能祛邪外出，留滞肌肤之间；亦有禀赋不足，元气素亏，卫外不固，易感时令之邪，以致正虚邪恋，感冒迁延不愈。临床所见，身热起伏不解，持续在38～39℃，汗出热不解，精神萎靡，面色苍白，或伴轻度咳嗽，不思饮食，苔多薄白而润，或苔根厚腻，脉来濡数而细，形体消瘦。临床辨证为正气虚而邪实，留恋肌腠。治法采取清化邪热，调和肌腠，方能以求邪去正复。

有些小儿体虚多汗，反复罹患外感。其中不少处于条件优越的家庭，缺乏正确的护养知识，深居温室，厚衣重被，少见风日，体型虽丰却肌肉松软，骨骼发育不良，抵御外邪的能力薄弱，属于现代医学所谓"易感儿""佝偻病"之类。其汗出过多为营阴不藏，反复外感乃卫阳不固，亦可予调和营卫，护表摄阴之桂枝龙骨牡蛎汤治之。

【引自】郁晓维. 难治性儿科病辨治与验案. 北京：科学文献出版社，2011.

◆ 读案心悟

张琪医案

王某，男，5岁。患儿形体瘦弱，面白少华；常自汗出，汗后肢凉，纳谷不馨，鼻衄时作，血色暗红；极易感冒，每月数作；关节酸痛而无红肿，活动自如，查红细胞沉降率、抗链球菌溶血素O等均正常；舌苔薄白、质润。

【辨证】营卫虚弱，阴阳两虚。

【治法】温阳摄阴，护卫和营。

【处方】桂枝龙骨牡蛎汤加味。炙桂枝3g，炒白芍10g，煅龙骨、煅牡蛎各20g，桔梗6g，炙甘草5g，糯稻根12g，瘪桃干10g，京玄参10g，生姜2片，大枣5枚。

药进5剂，汗出大减，关节酸痛已止，鼻衄未作，精神振作，食欲增进，舌苔薄净。原法已效，加减再进。

【处方】炙黄芪10g，炙桂枝2g，炒白芍10g，玄参10g，煅龙骨、煅牡蛎各20g，桔梗10g，生姜2片，大枣5枚。

此方连服10剂，诸症悉除，形体亦转壮实，此后很少感冒。

◆解析

阳失卫外，则阴津常泄，体弱易感，寒气客之，又令四肢经脉痹阻而酸痛；鼻衄时作，非血热妄行，乃卫失固护，故仍取温阳摄阴之法。卫阳充，则肌腠密，经脉温通，外邪难侵；营内守，则阴津固，汗液少泄，血液归经。阴阳燮理，营卫和调，体壮自然少病。

【引自】郝晓维. 难治性儿科病辨治与验案. 北京：科学文献出版社，2011.

◆读案心悟

赵心波医案 ①

名医小传

　　赵心波，名宗德，北京市人，我国著名儿科病专家。早年曾于北京安定门余庆堂药店学徒。1918年考入京兆医学讲习所，受到名医张恩如等指导。毕业后师从清末名医王旭初、针灸名医刘睿瞻。精通各科，后专攻儿科。著有《中医儿科概论》《赵心波儿科临床经验选编》《赵心波医案》《常见神经系统疾病验案选》等。

　　刘某，男，1岁。初诊：1个月前曾患水痘、支气管炎。4日来突然高热达40.3℃，咳喘发憋，惊惕不安，神昏嗜睡，口干思饮，乳食难进，咳甚则呕，大便2日未行，小溲短黄；舌绛有刺，口干唇裂，两脉数急。

　　【辨证】处感风寒化热，逆犯神明。

　　【治法】清肺止咳，佐以生津。

　　【处方】麻黄2.1g，炒杏仁5g，生石膏15g，甘草3g，金银花10g，连翘10g，紫苏子5g，橘红3g，川贝母3g，款冬花5g，麦冬6g，石斛3g。甲壬金散0.4g，每日服2次。

　　二诊：原方加减3剂，并配用局方至宝丹，但无效，仍高热40℃，弛张不解，喘憋亦甚，面色发绀，涕泪俱无；舌绛有芒刺、中心苔垢老黄，两脉沉实而数。急请赵老会诊，认为风温入里化热，郁阻肺窍，热在阳明，急投辛凉解毒、清肃肺胃之剂。

　　【处方】金银花10g，连翘10g，生石膏18g，麦冬10g，鲜生地黄12g，炒杏仁5g，大青叶6g，蔓荆子6g，薄荷1.5g，焦大黄3g，知母3g，生麦芽6g。甲壬金散及羚羊角粉（代）各0.3g，每日服3次。

　　三诊：1剂而效，次日体温降至正常，涕泪初现，诸症大减，但尚有精神烦急，舌质尚赤，根部黄苔已去，脉象沉细而数。毒热去其大半，病势好转，余焰未尽，并有伤阴之象，再予清余邪、滋阴解毒之剂。

　　【处方】金银花10g，连翘10g，天花粉10g，麦冬10g，桃仁、杏仁各3g，鲜生地黄12g，焦麦芽6g，炒栀衣3g，黄芩6g，炒枳壳5g，焦大黄3g。

四诊：又进2剂，精神、食欲正常，体温无波动，轻咳有痰，肺内啰音减少，继予竹叶石膏汤类善后调治，逐渐康复出院。

◆ 解析

表邪入里，邪毒亢盛，直陷阳明胃经，毒热闭肺，火热烁金，阴津已耗，初时仅以宁肺止喘为治，不效。赵老改投解毒清热、养阴生津之剂，以金银花、连翘、大青叶以清热解毒；知母、生石膏以清阳明结热；焦大黄、麦芽以泄阳明之腑实；杏仁开肺化痰；重用生地黄、麦冬、天花粉以甘寒清热，生津养阴救逆，使得阳明经热得解，腑实得泄，肺闭得开，津液得复，阳明气血得调，病情迅速好转。

【引自】中医研究院. 赵心波儿科临床经验选编. 北京：人民卫生出版社，2005.

◆ 读案心悟

赵心波医案 ②

张某，女，2岁。初诊：4天来高热40℃以上，弛张不解，身热无汗，咳嗽多涕，痰稠黄，咳声不畅，曾用青霉素、红霉素、链霉素等多种抗生素治疗无效。1天来病情加剧，昏沉嗜睡，喘急面青，两目红肿，厌食呕吐，体温持续在40℃以上，3天来大便未解，小溲短赤；舌苔薄白，指纹淡紫长过气关，两脉沉数。

【辨证】风寒袭表，入里化热。

【治法】解表宣肺，佐以导滞。

【处方】紫苏叶6g，荆芥穗5g，淡豆豉10g，葱白2寸，山栀子6g，金银花12g，焦大黄6g，生甘草3g，杏仁5g。紫雪丹1.2g，每日服3次。

二诊：第2天体温稍降至38℃，大便3次多黏滞；舌苔中心黄薄，指纹紫长过气关，脉数有力。为表邪未罢，里热灼肺之象，给予表里双解。

【处方】金银花10g，连翘10g，大青叶6g，荆芥穗5g，薄荷2.4g，天花粉10g，生石膏18g，鲜生地黄12g，黄芩6g，知母5g，鲜芦根10g，生甘草3g。紫雪丹1.2g及甲壬金散0.4g，每日服3次。

三诊：服药1剂，体温降至正常，精神食欲好，轻咳有泪，肺内啰音减少；舌无苔垢，脉缓，指纹淡紫。余热未净，继以清余邪，肃肺止咳之剂。

【处方】金银花10g，连翘10g，鲜生地黄12g，麦冬10g，川贝母5g，焦麦芽6g，枇杷叶6g，炒杏仁5g，黄芩5g，生甘草3g。甲壬金散0.3g，每日服3次。

服药2剂，偶有轻咳，痰少，余症悉无，肺内少许啰音。乃予桑杏汤加减调治，住院8日，痊愈出院。

◆ 解析

表里双解，是儿科常用的一法。赵老在诊治小儿热性病时，非常注意辨清表里阴阳盛衰，且经常少佐甘寒润肺之品，乃因热病易耗阴津，肺为娇脏之理。治疗本病，初以解表宣肺，佐以导滞泻下，因之1剂而效，便通热减。说明治疗重症患儿当机立断，实属重要。继之采用表里双解，化余邪而滋润阴津，因而佐此重症患儿，治疗8天，即得痊愈出院。中医中药发表攻里虽为千古不易之大法，但大汗强汗，可伤阴津，应汗不汗，窍闭闷绝；不下强下，洞泻难禁；当下不下，胀闷腑实。凡此种种，皆属儿科临床要点，业儿医者，应细心分析。

【引自】中医研究院. 赵心波儿科临床经验选编. 北京：人民卫生出版社，2005.

◆ 读案心悟

赵心波医案 ③

丁某，女，3个月。初诊：3天来高热不退，壮热大汗，喘促鼻煽，阵咳不止，痰壅夜卧不宁，时有惊惕，小溲短；体温40.1℃，两颊微赤，双肺可闻及啰音；舌苔白薄，脉浮数，指纹赤紫。

【辨证】风寒束表，里热闭肺。

【治法】解表清里，化痰定喘。

【处方】炙麻黄3g，杏仁3g，生石膏24g，甘草5g，金银花18g，桑白皮10g，牛蒡子10g，川贝母6g，藿香10g，紫苏叶6g，青蒿10g，枇杷叶10g。

二诊：服药16小时后，体温降至36.3℃，夜寐安宁，呼吸平稳，咳轻痰少；次晨舌苔薄黄，脉略数。表证已罢，里热未净。原方去紫苏叶。

三诊：继服1剂后，改服麻杏合剂解表清里、止咳化痰，6天后病愈出院。

【处方】麻黄30g，炒杏仁60g，生石膏210g，甘草45g，浙贝母90g，陈皮90g，麦冬90g，炒神曲90g，白茅根90g。

上方煎2次，共得4000mL，加白糖、蜂蜜各120g，浓缩至1000mL。半岁以内每服5mL，2岁以内每服5～10mL，5岁以内每服10～15mL，5岁以上每服20mL，每日服3～4次。

◆ 解析

本案壮热无汗，喘促痰壅，为表邪不解，热灼肺络所致，使用麻杏石甘汤加味，效颇显著。麻黄开通肺窍；杏仁、桑白皮、金银花、枇杷叶以宁嗽平喘；牛蒡子、藿香、紫苏叶、青蒿以解表驱寒。此乃表邪未解，热蒸肺络，迫肺作喘之正治法，而与单纯散寒或泻热之专用处方不同。

【引自】中医研究院.赵心波儿科临床经验选编.北京：人民卫生出版社，2005.

◆ 读案心悟

第六章　口疮

　　鹅口疮是指小儿舌上、口腔黏膜上出现状如鹅口的白色点状或片状白屑。因其色白如雪片，故又称雪口。其白屑，状如凝乳，不易拭去，若强揩之，其下面的黏膜则见潮红、粗糙，不久又复生，常伴有哭闹不安、拒乳等症。本病可因先天胎热内蕴，或口腔不洁、感受秽毒之邪而致。

王鸿飞医案

李某，男，13岁。住院日期为1974年12月26日至1975年1月5日。月初因右眼角膜有异物，于某医院取异物时滴氯霉素眼药水及磺胺眼药水。用药4天后，左口角起水疱，渐波及于唇，口腔溃烂，流口水，四肢远侧端起红丘疹，伴瘙痒。在门诊服中药不见效。既往曾有过3次药物过敏引起口腔溃疡。查体：发育、营养一般，神志清，左眼睑缘红肿；疱疹溃破有黄脓痂，张嘴困难，舌尖呈白色糜烂；颌下淋巴结肿大如蚕豆大小，有三四个，有压痛；二颧及四肢远端及背部有血疹及水疱，边有红晕；四肢无水肿，心、肺、腹未见异常；上颚红，脉沉数。西医诊断：口腔溃疡，过敏性皮疹。

【辨证】脾胃不和，血热瘀滞。

【治法】平肝和胃，活血解毒。

【处方】青黛3g，紫草9g，寒水石9g，乳香6g，白芷6g，金果榄9g。

二诊：服上方药4剂后，未再出新皮疹，口腔溃疡未发展。

【处方】青黛3g，紫草9g，白芷6g，乳香6g，白及6g，牙皂6g。

三诊：口腔溃疡减轻。上方去牙皂，改用五倍子6g，绿豆30g，甘草9g。继服4剂。

◆ 解析

因口腔有溃烂成疮，故方中须加活血之剂。用青黛、紫草、乳香，除清热解毒之外，尚能活血化瘀；金果榄治口腔咽喉肿痛，作用是清热祛火利咽；白芷治上焦病，如牙痛、口腔病等效果较好，能活血排脓，还能引诸药上行，白芷面也可外用，有活血解毒散风之功；

◆ 读案心悟

五倍子与解毒活血药配伍，能治疗疮疖肿毒，排脓消毒；寒水石为引热下行之药。此类患者不用辛凉之剂。如腹泻后脾胃虚弱之患者并发有口腔溃疡时，还可用肉桂以引火归原。

【引自】刘克丽，王孟清．儿科病名家医案·妙方解析．北京：人民军医出版社，2007．

何世英医案 1

闵某，男，10岁。1975年2月20日初诊。口疮已1年余。时有低热起伏，咽痛怕冷，面色不华，胃纳欠佳，大便稀软，小溲通长；舌淡、苔白、脉沉细。

【辨证】阴火上腾证。

【治法】温养敛火。

【处方】细辛1.8g，干姜2.4g，黑附子4.5g，生甘草3g，生地黄、熟地黄各15g，麦冬9g，白芍9g，牡蛎（先入）18g，乌梅4.5g。4剂。

二诊（1975年2月24日）：口疮初敛，咽痛已止，胃纳稍动，舌质淡白。再以温阳，宗原法出入。上方去细辛，加党参9g。5剂。后又续进7剂。

三诊（1975年3月10日）：口疮已和，纳佳便调，自感畏冷，面色萎黄。是为禀弱本虚，当以温养脾肾调扶之。

【处方】熟地黄15g，附子4.5g，干姜3g，桂枝3g，党参6g，焦白术9g，乌梅6g，牡蛎（先入）24g，白芍9g，生甘草2.4g。7剂。药后诸症均安。

名医小传

何世英，中国近现代名老中医，中医临床家、中医理论教育家、中医脑病学科创始人、中国新医药学理论奠基人之一。成名于三四十年代，擅长内科、小儿、妇科、流行病、多发病和疑难杂症，自创多种中成药。新中国成立后，历任天津市儿童医院中医科主任、天津市中医学会会长、《天津中医》杂志主编，尤其在中医脑病理论和临床学术研究上做出了重大贡献。

◆ 解析

　　口疮之虚证，有阴亏与阳弱之别。阳虚之口疮，又有脾虚、肾虚的不同。肾虚火浮者附、桂主之，尚为人知；脾虚阳泛者，理中主之，则较少见。后者前贤曾屡论及，如陈飞霞指出："口疮服凉药不效，乃肝脾之气不足，虚火泛上而无制，宜理中汤，收其浮游之火，……若吐泻后口中生疮，亦是虚火，宜理中汤。"尤在泾亦谓："盖土温则火敛，……脾胃虚衰之火，被迫上炎，作为口疮。"本例之病机似更复杂，初方时附、辛、地与姜、草同用，温养脾肾，药后咽痛即止，而口疮初敛；故去辛加参，稍增其补益中土之力，药后口疮亦痊。余如麦冬善清虚火；牡蛎镇纳浮阳；白芍、乌梅两调肝脾，摄阳和阴，也是重要的辅佐之品。故三诊而等余之疾霍然如脱矣。

　　【引自】贺兴东. 当代名医中医典型医案集·儿科分册. 北京：人民卫生出版社，2014.

◆ 读案心悟

何世英医案 ②

　　宋某，男，1岁。1966年4月7日初诊。口内疼痛半月余，身体较弱。原有腹泻为淡黄色稀便，每日2～3次，现小便短赤。查体：体温38.2℃，精神好，口腔有散在脓疱疹；舌质红、少苔，脉象细微数。诊断：疱疹性口炎，消化不良。

【辨证】脾虚为本，心脾蕴热为标。

【治法】先清心脾之湿热，再涩肠止泻。

【处方】炒泽泻4.7g，陈皮6g，黄檗6g，黄连3g，天花粉9g，白芷1.6g，淡竹叶1.6g。加服小儿牛黄散，每日2次，每次服0.3g，外用珠黄消疳散涂抹。

二诊：服药1日热退，尿色转清，口疮有所好转，但仍腹泻。继用前药加服磨积片，每日2片，每日2次，经治3日而愈。

◆ 解析

本案口疮的原因为消化不良。患者脾胃不足，故积食聚湿，容易有病理产物堆积生热，所谓脾虚泄泻为本，蕴热为标，本虚标实，口疮不能进食进水。急则治标，方用陈皮、白芷、泽泻健脾利湿；黄连、黄檗清郁热；竹叶、天花粉养阴清热；并加服小儿牛黄散清热解毒，外涂珠黄散。何老经验，西医诊断为疱疹性口炎者，以小儿牛黄散治疗效果迅速。西医诊断为溃疡性口炎者，中成药赛金花丹疗效较好。

【引自】河世英. 清热除湿法治疗小儿口疮6例. 河南中医，1970，6（4）：78.

◆ 读案心悟

傅 桂 苓 医 案

元某，女，1岁。1990年8月3日初诊。患儿发热起伏半月有余，满口生疮，哭闹拒食，流涎不止，口渴喜冷饮，口气臭秽，溲黄便干，虽服中、西药物调治，不效。症见：满口糜烂，舌面颊内尤甚，疮面大者如绿豆，小者如粟米，其色黄白，周围焮红；舌质红、苔黄厚，指纹粗紫。

【辨证】脾胃积热，熏蒸口舌。

【治法】清热解毒，通腑泻火。

【处方】刺络疗法。取穴：隐白、厉兑、耳尖，均取双穴，以三棱针点刺出血，出血量越多越好，直至挤不出血为止。隔日治疗1次。

二诊：经治疗1次后，患儿口疮收敛，能进饮食，诸症皆瘥。效不更方，再刺2次，口疮痊愈，随访1个月未复发。

◆ 解析

口疮之病因多由脾胃积热或心火上炎而致，亦有虚火上浮而发者。本案为外感邪热，热蕴脾胃，上蒸口舌所致。取脾经、胃经之穴，以泻脾胃积热。脾之经气通于口，脾胃相为表里，泻脾亦即泻胃。耳尖穴有泻火解毒之功，能泻诸经之热，可治热病常用之穴，配之则其效益彰，使痼疾速除而告愈。

◆ 读案心悟

【引自】张志红.傅教授治疗小儿口疮5例.河南中医，1993，18（9）:36.

赵 鉴 秋 医 案

宁某，女，10岁。1983年3月9日初诊。口舌生疮4天。患儿于6天前高热，体温39℃，伴恶寒头痛。经注射青霉素、阿尼利定（安痛定）当时热退，但入夜复热，晨起渐退。反复两日后，口内生疮，逐日加重，口腔溃烂疼痛，不能进食，大便3日未行。查体：面黄，唇红而干，舌尖、舌面有多个溃疡，上覆脓性分泌物，齿龈肿烂，扁桃体红肿可见脓栓；舌质红、苔黄腻，脉滑。诊为口糜（溃疡性口炎）并乳蛾（化脓性扁桃体炎）。

【辨证】风热蕴毒。

【治法】清热解毒，芳化湿浊。

【处方】甘露消毒丹加减。栀子、黄芩、藿香、薄荷、白豆蔻、石菖蒲、射干、川贝母、红花各9g，茵陈、滑石各10g，金银花20g，木通6g，黄连3g。水煎服。外用金黄消炎散涂口腔。

复诊：服药1剂即有显效。服第2剂后，口腔溃疡全消。扁桃体消肿，已无脓栓，食欲增加；舌质淡红、苔薄白，唇略干，脉滑无力。基本痊愈。

◆ 解析

治疗后表证虽罢，但邪热未尽，入里与脾胃素有之蕴热相合，循经上攻口腔、咽喉，瘀阻气血，腐蚀肌膜而致口糜、乳蛾。甘露消毒丹功专清热利湿，方中黄芩、黄连、栀子、金银花清热解毒；藿香、薄荷、白豆蔻、石菖蒲芳化湿浊，开泄气机；滑石、木通、茵陈清利湿热；川贝母、射干清咽化痰；佐红花活血祛瘀止痛，治口疮少此无效。由于药证相符，湿热清除，口糜速愈。

【引自】郁晓维.难治性儿科病辨治与验案.北京：科学文献出版社，2011.

◆ 读案心悟

张珍玉医案

李某，女，2岁。患口腔溃疡半月余，吮奶困难，流涎。经服维生素B$_2$（核黄素）及搽冰硼散无效。

【辨证】毒火上炎。

【治法】燥湿收敛，化腐生肌，佐以清热止痛。

【处方】煅炉甘石2g，人中白（煅）1g，青黛2g，冰片0.3g，枯矾0.5g。

上药共为细末，放瓶中贮存，勿使受潮，用时取少许涂于患处，1日1次。

用上方搽1次即愈。

◆ 解析

煅炉甘石有收敛生肌、燥湿消肿之效，据药化分析，其主要成分为氧化锌，有中度的防腐、收敛、保护创面的作用；青黛清热解毒，又有抑菌作用。二者配合，能增强防腐生肌的功效。人中白降火，散瘀血，治咽喉、口舌生疮；枯矾清热解毒，燥湿杀虫；冰片化湿消风散郁火，清热止痛。诸药合用，燥湿收敛，化腐生肌，清热止痛，促进疮疡愈合。

【引自】刘克丽，王孟清.儿科病名家医案·妙方解析.北京：人民军医出版社，2007.

◆ 读案心悟

汪 受 传 医 案 ①

姚某，男，7岁。1999年9月16日初诊。主诉：口角糜烂1周。现病史：患儿1周前出现口角糜烂，且逐渐加重，甚则疼痛难忍，时有流涎，并伴有阵发性胃脘痛，疼痛拒按。患儿无发热，口角糜烂，疼痛拒食，烦躁，口臭，涎多，口中异味，大便稍干，小便黄。有过食肥甘病史。查体：神清，烦躁，咽红，扁桃体无肿大，口腔及舌体、齿龈未见溃疡，两口角糜烂，周围色红，心肺未闻异常；舌质红、苔黄厚腻，脉滑数。中医诊断：口疮；西医诊断：口腔溃疡。

【辨证】脾胃积热。

【治法】清热泻脾，消食导滞。

【处方】薄荷（后下）5g，川黄连1.5g，连翘10g，知母5g，法半夏10g，厚朴10g，莱菔子10g，陈皮5g，炒山楂5g，炒黄芩5g，甘草6g。4剂。

二诊：药后口角糜烂已愈，偶有胃脘痛，纳呆，口中异味，大便稍干；舌红、苔薄黄，脉滑。上方去川黄连、知母，加藿香10g，枳壳10g，桔梗10g。4剂。药后胃脘痛症除，纳增，便调；舌质红、苔薄，脉滑。予保和散调理脾胃。

◆ 解析

汪老认为本案患儿有过食炙煿病史，脾胃受损，积滞内停，郁而化热。积滞郁热阻滞中焦，气机不畅，不通则痛，故发胃脘痛。治疗关键在于泻脾清胃，化郁热，消食化滞，理气机。方中川黄连、连翘、黄芩、知母清胃泻脾化郁热；半夏、厚朴、莱菔子、陈皮、炒山楂消积化滞，理气畅中；薄荷辛散，为"火郁发之"之意。方中清胃热，用知母不用生石膏，取其清热而护阴之性；黄芩用炒不用生，弃其苦寒之性，留其清热之功。因小儿为稚阴稚阳之体，脾常不足，用药过苦寒易伤脾胃，伤阴液，体现了时时注意顾护小儿正气的重要性。

【引自】万力生.汪受传儿科医论医案选.北京：学苑出版社，2008.

◆ 读案心悟

汪受传医案 2

刘某，男，9岁。2000年8月16日初诊。主诉：口腔溃疡1个月。现病史：患儿自5岁起发生口腔溃疡，缠绵难愈，经中西医治疗效果不显。今年发生次数较往年为多，且缓解时间缩短，此次发作已持续1个月未愈。现口腔疼痛妨碍进食，食纳平平，喜食凉品，口干，小便色黄，大便日行1次。查体：口腔两侧黏膜、咽部、上下唇及舌下有多处溃疡，米粒大小；舌质红、苔淡黄，寸口脉弦。中医诊断：口疮；西医诊断：复发性口腔溃疡。

【辨证】脾胃积热。

【治法】清胃泻火，养阴化湿。

【处方】生地黄10g，牡丹皮5g，黄连3g，升麻5g，金银花10g，土茯苓10g，南沙参10g，玉竹10g，麦冬5g，芦根10g，薏苡仁10g，生甘草6g。7剂。另予冰硼散外喷口疮。

二诊：药后口腔溃疡明显好转，疼痛缓解，大便稀溏，日行3次，腹不痛，不发热；舌质略红、苔薄，脉弦。治疗以健脾渗湿为主。

【处方】苍术5g，葛根5g，黄芩5g，茯苓10g，炒薏苡仁10g，荷叶10g，炒麦芽10g，车前草10g，金银花10g，生甘草3g。14剂。

三诊：口腔溃疡渐敛，唇内黏膜虽仍有小溃疡，但痛感不显，咽红不痛，胃纳良好，无发热，大便日行2次，不稀；舌质略红、苔薄，脉弦。治拟健脾化湿、清胃泻火。

【处方】苍术5g，太子参10g，土茯苓10g，生甘草3g，薏苡仁10g，升麻5g，黄连2g，桔梗5g，荷叶10g，金银花10g。14剂。

四诊：口腔溃疡基本愈合，大便日行2次，食纳尚可；舌苔薄，脉弦。续治以健脾升清，清热化湿。

【处方】苍术5g，太子参10g，茯苓10g，生甘草3g，薏苡仁10g，白扁豆10g，桔梗10g，升麻5g，黄连3g，荷叶10g，炒麦芽10g。7剂。

半年后随访，口腔溃疡未复发。

◆ 解析

方用清胃散合益胃汤加减化裁，清火不伤正，养阴不恋邪。同时配合冰硼散外喷，更增清热敛疮、镇痛消炎之效。汪老治疗中渐将药方转为甘淡，治以健脾利湿升清，清补兼施，用药旨在清降不伤脾胃之阳，升散能解伏积之

◆ 读案心悟

火，使虚者得补，实者得泻，则症消病愈。

【引自】万力生.汪受传儿科医论医案选.北京：学苑出版社，2008.

汪受传医案 ③

邱某，女，2岁。1999年8月16日初诊。主诉：口腔内有大片白色腐状糜烂2天。现病史：3天前有感冒症状，2天前发现口腔内有大片白色腐状糜烂，身热，大便干结，小便色黄而少，啼哭不安，拒食流涎。

查体：口腔，舌面、双侧颊黏膜及牙龈部位均有大片糜烂，表面有白色腐膜，咽关两侧均有白色点状溃疡，边缘红肿，悬雍垂充血水肿，双侧扁桃体红肿，口涎增多。舌质红、苔黄，指纹紫滞，脉数。中医诊断：口糜；西医诊断：口腔溃疡。

【辨证】伏热上攻。

【治法】清热导赤。

【处方】生地黄10g，淡竹叶10g，川黄连3g，金银花10g，知母10g，车前子（包）10g，瓜蒌仁10g，生甘草6g，灯心草3g。5剂。

5天后复诊已愈。

◆ 解析

凡伏热上攻之口疮用本方治疗，快者2天，缓者5天左右即可获愈。方中用生地黄清热凉血，滋阴生津，配知母加强清热凉血，泻火除烦的作用；用川黄连清心火，配金银花加强清解上炎之热毒；用淡竹叶、灯心草、车前子以清热利尿，使内伏之热从小便而去。便秘者加瓜蒌仁清热润肠通便，使腑气通畅而热有去处。全方共奏清热导赤之效。

◆ 读案心悟

【引自】万力生.汪受传儿科医论医案选.北京：学苑出版社，2008.

柴美莲医案

金某，男，19个月。初诊：2000年3月26日。患儿发热2天，热退后出现口腔溃疡，口臭，拒食，大便2天未行，哭闹不安而来就诊。症见：口腔黏膜、舌体可见多个溃疡，牙龈红肿，一触即出血；舌质红、苔黄腻。

【辨证】脾胃积热。

【治法】清热泻火，通腑化积。

【处方】竹叶木通汤加减。淡竹叶、知母、金银花各10g，木通3g，鲜芦根3g，连翘3g，山栀子、牡丹皮各6g，石膏、薏苡仁、炒谷芽、炒麦芽各3g，炒鸡内金6g，生大黄3g。每日1剂，水煎服。

同时配合中药口腔炎喷雾剂，治疗3天，患儿口腔溃疡明显好转，已能进食，大便亦通，原方再投2剂而愈。

◆ 解析

口疮虽然病在局部，但病变机制与脏腑功能失调而产生的"火"有关。《素问·至真要大论》曰："火气内发，上为口糜。"《诸病源候论·口疮候》云："小儿口疮，由血气盛，兼将养过温，心有客热熏上焦，令口生疮也。"小儿脏腑娇嫩，稚阴稚阳之体，外邪易从火化；又因目前均为独生子女，家长过于溺爱，喂养以甜腻、高蛋白、高热量为主，穿着过热，喂养过饱，使饮食积滞，热蕴脾胃，则诱发口疮。故治疗以清热泻火、通腑化积为法。方中用淡竹叶、木通清热利水，引热下行；金银花、连翘清热解毒；山栀子、牡丹

◆ 读案心悟

皮清热凉血；知母清热不伤阴，芦根清热而生津。诸药共用，使火热得除，口疮自愈。

【引自】赵建新，邓国兴，田勇.儿科名家医案精选导读.北京：人民军医出版社，2007.

周青云医案

陈某，男，1岁2个月。住本县城关镇。初诊：1992年3月。家长以发热、拒食、口臭、流涎5日为代诉来院。患儿病后烦躁不安，睡眠不宁，小便量少色黄，已3日无大便。在街道诊所肌内注射青霉素、氨基比林等药无效。查体：体温38℃，精神差，烦躁不安，流涎，舌面、齿龈及唇内可见数个米粒及豆粒大小的溃疡，周围鲜红，表面均覆盖有灰白色假膜。实验室检查：蛋白（-），镜检（-），三胆（-）。诊断：口疮。

【辨证】 心脾积热。

【治法】 清泻心脾积热。

【处方】 五倍子泻心汤加减：五倍子4.5g，黄连3g，黄芩6g，大黄6g，薄荷3g。每日1剂，水煎服。

服药6小时后排大便，体温渐降，当晚安静入睡。第2日体温正常，能吮乳。停服中药，用儿茶粉敷溃疡面。3日痊愈。

◆ 解析

小儿口疮，大多由于护理不当、口腔不洁、感染邪毒所致。其病机主要责之于心脾。因为舌为心之苗，口为脾之窍，脾脉夹舌本、散舌下。可见口疮之发生与内脏经络关系密切。正如《幼幼集成》所说："口疮者，满口赤烂，此因胎禀本厚，养育过温，心脾积

◆ 读案心悟

热，熏蒸于上，以成口疮。"治疗原则当清泻心脾积热为大法，以治病求其本。本方中大黄清心火、泻胃热、通大便，釜底抽薪，使邪有出路；黄连、黄芩泻心肺之积火，解上焦之烦热；薄荷辟秽解毒、疏散风热、镇痛利咽；五倍子抗菌消炎、收敛止痛。诸药合用，共奏上清下导、散郁泄热之功。外加儿茶吹敷疮面，以清热杀菌、生肌收敛，使药力直达病所，故口疮得愈。

【引自】赵建新，邓国兴，田勇.儿科名家医案精选导读.北京：人民军医出版社，2007.

朱 云 志 医 案

患者，女，14岁。口疮满口，疼痛，口涎，反复发作8年。近2年频发，初发时为舌尖边2～3个小溃疡，不久即布满全口，进食则疼痛不已，伴心悸，身倦乏力，腰膝酸软，手足心热，秋、冬、春三季好发，夏季少发。多次服中西药治疗无效。症状时轻时重，苦不堪言。查体：口腔上下唇内、颊部、舌背、舌腹、咽部散布大小不一溃疡多达10余个，溃疡面色白，周边不红不肿；舌质色淡、体小，苔薄白滑润，脉细而缓。诊为口疮。

【辨证】心肾不交，命门火动。

【治法】交通心肾，滋阴降火。

【处方】沙参麦门冬汤加减。肉桂2g，黄连5g，沙参10g，玄参10g，黄

名医小传

朱云志，成都医院儿科专家 副主任医师，四川省医师协会会员。从事儿科临床工作近40年，擅长儿科常见病、多发病的诊断与治疗，对儿科的疑难疾病有较深造诣。擅长变应性鼻炎（过敏性鼻炎）、鼻窦炎、小儿腺样体肥大、扁桃体炎、声带息肉、慢性咽炎及耳鸣耳聋、中耳炎等疾病的治疗。曾先后在《西部医学杂志》《中华中西医杂志》等专业刊物上发表数篇学术论文。

芪10g，枳壳10g，白术10g，生地黄10g，熟地黄10g，天冬10g，麦冬10g，石斛15g，茵陈15g。每日1剂，水煎服。

以上方治疗，同时予吴茱萸5g研粉敷涌泉穴，左右足隔日更敷治疗5日，患者症状大减，精神振，疼痛明显减轻，溃疡由大变小，由小渐无。原方去肉桂、黄连，续服10日复诊，溃疡面消失，食欲大振，嘱患者加强身体锻炼，增加营养，防止复发。嘱服知柏地黄丸1个月，随访半年，未再复发。

◆ 解析

患儿属气虚血少之体，心居上焦，肾居下焦，心肾相制，保持体内平衡，心血虚无以交通心肾，以少许肉桂引火归原，同时外敷涌泉穴，意在上病下取，导热下行。立法用药准确，数剂而愈。

【引自】贺兴东. 当代名老中医典型医案集·儿科分册. 北京：人民卫生出版社，2014.

◆ 读案心悟

洪志军医案

刘某，男，3岁。2000年7月2日初诊。患口疮3个月余，发作频繁，间隔期1～2周，时轻时重。曾服维生素类药物，效不佳，近日来口腔溃疡发作加重，疼痛剧烈，影响饮食和说话。查体：上下唇及舌尖、颊部有多个大小不等圆形或椭圆形的表浅溃疡，基底部有黄色渗出物覆盖，周围充血明显，范围大；舌质红、苔黄厚，脉弦数。

【辨证】心脾积热。

【治法】清热解毒，消肿止痛。

【处方】导赤散加减。生地黄12g，淡竹叶9g，木通3g，甘草梢3g，黄连

9g，黄芩9g，赤芍10g，栀子10g，黄连、黄芩各9g。水煎内服，每日1剂。局部撒涂冰硼散，每日4～5次。

服药3日后疼痛减轻，口疮周围微红不肿，疮面比前减小。上方减黄连、黄芩、栀子，继服2剂后，口疮愈合。随访半年未见复发。

◆ 解析

《圣济总录》曰："口舌生疮者，心脾经蕴热所致也。二脏俱蓄热毒，不得发散，攻冲上焦，故令口舌之间生疮肿痛。"临床治以清热解毒止痛。导赤散中的生地黄、淡竹叶可清热凉血、清心利尿；木通清热降火；甘草解毒止痛；加黄连、黄芩、栀子可清三焦之火，导热下行；赤芍凉血消肿止痛。诸药合用，共奏清热解毒、消肿止痛之功。

◆ 读案心悟

【引自】肖达民.专科专病名医验证经验丛书·儿科病.北京：人民卫生出版社，2006.

郑启仲医案

李某，男，3岁。2008年12月19日初诊。主诉：口舌生疮已4天。病史：患儿4天前不明原因地出现口水外流，随之口舌生疮。经服阿莫西林及小儿退热片不效而求诊。诊见：面红微热，口舌、牙龈、咽部红赤而生疱疮，唇内散在疱疹，口水外溢，痛苦异常，疼痛不能进食，大便平素偏干，3日未行。舌脉：舌质红、苔黄腻，脉实有力。中医诊断：口疮。西医诊断：疱疹性口炎。

【辨证】 心脾积热。

【治法】 清心泻脾。

【处方】 大黄黄连泻心汤。生大黄5g，黄连5g，甘草10g。3剂，每日1

剂，轻煎，徐徐与之。

二诊（2008年12月22）：大便通，口疮明显减轻，已能进食；舌质红、苔少，脉细数。守法再进。

【处方】大黄3g，黄连3g，生地黄5g，甘草5g。3剂，每日1剂，水煎服。药尽告愈。

◆解析

大黄黄连泻心汤是仲景为治虚热而痞的良方，临床上治实热之证为常用，妙在煎服方法。仲景用麻沸汤渍之，意在取其气而为消虚热致痞之用。治实火者，不必用麻沸汤渍之，轻煎即可，既取其气而清上热，又取其味而导热下行。当今小儿多厚味，心脾积热十分常见。大黄黄连泻心汤，方中大黄泻热和胃，黄连泻心胃之火，药专味少，确是一张清泻心脾之良方。

【引自】郑宏，郑攀. 郑启仲儿科经验撷粹. 北京：人民军医出版社，2013.

◆读案心悟

张恒泉医案

李某之子，6个月。口内起白点3天，经某医治疗无效，口内白点一天比一天多，不吮乳。查见：口、舌、唇皆白点，连成片状，且蔓延扩散向咽部，不吮乳。

【辨证】心脾热毒，循径上攻。

【治法】消心火，解热毒。

【处方】生地黄3g，白蒺藜2g，淡竹叶2g，木通4g，蝉蜕1g，甘草1g。舌焦无津加石斛3g。2剂。

不分次数，频频喂服。另将制霉菌素片研末，取3克，分10次，每隔2小时1次将药末蘸放在舌上。次日复诊，口舌内白膜全部退清，能吮乳。无须再处方，用完上药痊愈。

◆ 解析 ～～～～～

本案为鹅口疮。患儿内有积热，配方为导赤散加味，加白蒺藜、蝉蜕发散外邪，清热解毒，另配外搽药。鹅口疮外用药为硼砂50g，明雄黄20g，牛黄3g，儿茶3g，人中白4g，共研细末，筛细贮瓶备用，功能清热解毒，主治鹅口疮。本方为湖南张恒泉医师家传6代有效之方。

【引自】刘克丽，王孟清．儿科病名家医案·妙方解析．北京：人民军医出版社，2007.

◆ 读案心悟

易玉泉医案

邓某，男，15天。初诊：1980年5月24日。早两天乳吮啼哭，烦躁不宁，昨天发现口腔布满白屑，曾用米泔水拭口，但旋拭旋复如故。大便干燥，小便短黄。症见面赤、唇红、口腔、舌上、牙龈及两颊内侧黏膜上白屑密布，状如雪花重叠。

【辨证】热毒壅盛。

【治法】清热解毒，去腐生肌。

【处方】清热泻脾散加味。生地黄6g，赤茯苓5g，山栀子3g，灯心草0.3g，黄连3g，生石膏6g，瓜蒌仁5g，金银花6g，黄芩3g，连翘5g。

外用消毒纱布扎裹筷子头上，蘸咽喉漱涤剂依次将舌上及两颊内侧白屑轻轻拭去，纱布可放在温开水杯中洗净拧干再用。拭口后，再将珠黄散吹布患处。

复诊：仍按上法施治，3天痊愈。

儿科病
名医验案解析

◆ 解析

鹅口疮系初生儿一种常见的口腔疾病。因其叠如雪片，临床上又称为"雪口"。由于胎中禀受母体饮食热毒之气，蕴积心脾二经，出生后感染邪毒，引动伏热循经上炎，熏灼口舌而成。本例患儿心脾积热，热邪循经上炎，熏灼口舌，故口腔、舌上、牙龈及两颊内侧黏膜上白屑叠叠肿起；火热上炎，故面赤唇红；心火内扰，故烦躁啼哭、小便短黄；脾胃有热，故大便干燥；指纹紫滞，达于气关，为热盛之征。根据清·吴谦《医宗金鉴》中清热泻脾散加味施治，取黄芩、黄连、栀子清心火；生地黄凉心血；赤茯苓、灯心草引心经积热从小便排出；石膏、瓜蒌仁泻脾热而通大便；金银花、连翘清热解毒。外用咽喉漱涤剂拭洗，珠黄散吹喷。内外合治，热清毒除，故3天痊愈。

◆ 读案心悟

【引自】刘祖贻.三湘医粹.北京：人民军医出版社，2013.

赵 心 波 医 案

司某，男，4个月。初诊：近来口起白糜，乳食难进，时有呕吐溢乳，夜寐不安，多惊惕，自汗出，大便干，小溲赤，为宿乳内滞。化热上蒸，口糜初起。

【辨证】热毒壅盛，内蕴脾胃。

【治法】清胃火，化滞热，消口糜。

【处方】生甘草3g，金银花6g，黄芩5g，陈皮5g，焦麦芽6g，焦大黄2g，天花粉6g。甲壬金散0.2g，每日服2次。

复诊：服药2剂，诸症好转。

◆解析

　　婴儿体禀虚弱，肾阴不足，水不制火，虚火上浮，故见口舌溃疡或糜烂，不甚疼痛，神疲颧红，口干不渴；舌质红，苔少或花剥，脉细数，均为阴虚火旺之象；口糜、口疮、唇口燥裂，皆属胃热。本病夜寐不安，且多惊惕，大便干，小便赤，更证明停奶化热，上蒸口唇。治以清胃火、化乳滞以消口糜，2剂后诸症好转。

【引自】中医研究院.赵心波儿科临床经验选编.北京：人民卫生出版社，2005.

◆读案心悟

朱国强医案

　　刘某，女，2岁半。1994年8月4日初诊。主诉：发热、口腔糜烂7天。现病史：发热7天，体温38.5℃，口干喜饮，不能进食，夜间烦躁不安，便黄而臭，大便硬。

　　查体：舌面、两颊、上腭溃疡融合成片，白色腐状物显现，咽喉部充血（＋＋＋），双侧乳蛾肿大；舌质红，脉数。中医诊断：口糜；西医诊断：口腔溃疡。

【辨证】心火炽盛。

【治法】清热解毒，泄热利咽。

【处方】青天葵10g，生石膏（先煎）15g，灯心草4扎，岗梅根、板蓝根各10g，甘草梢3g，黄芩、赤芍、川牛膝、金银花、生大黄（后下）各6g。3剂。外用冰硼散调温开水搽口腔。

二诊：药后热退，症状大减，大便1日3行，小便清。守原方去大黄、青天葵、生石膏，加蒲公英10g，再进3剂而愈，随访半年未复发。

名医小传

朱国强，毕业于中国医科大学，从事中医儿科的临床研究与治疗三十余载，多年来始终秉承中医世家"不慕名利，淡泊自持，仁心救人"的祖训，不但继承了家传的中医精髓，并将中医传承的百年古方与现代化高科技提纯技术相结合，在治疗小儿疑难杂病医学领域取得重大突破，闻名遐迩。

◆ 解析

《幼幼集成》曰："口疮者，满口赤烂，此因胎禀本厚，养食过温，心脾积热，熏蒸于上，以成口疮。"此案口腔溃疡以舌面、两颊、上腭为主，舌乃心之苗，手少阴之经通于舌。心火炽盛，邪热循经而上，故发为口糜合并双侧乳蛾肿大，又见白色腐状物，此时必须加入岗梅根、板蓝根、赤芍、川牛膝等清热利咽，活血化瘀，引火下行之药，并用冰硼散清热解毒，去腐生肌。药合病机，疗效满意。

【引自】朱国强. 小儿口糜验案3则. 新中医，1996（7）：40.

◆ 读案心悟

第七章 小儿厌食

　　小儿厌食是指小儿较长时间食欲减退，甚至拒绝进食的一种病症。好发于3~5岁的幼童，常并发于其他疾病的病程中或疾病之后，是儿童时期的多发病。病儿以厌食为主要症状，食量明显少于同龄儿童，且病程较长，一般超过2个月以上，可伴有恶心呕吐、食后腹胀、体弱消瘦、大便偏干或偏稀等症状。

　　本病相当于中医古籍中的"不思食""不嗜食""恶食""纳呆"等。发病原因主要有小儿先天不足，或大病后导致脾胃虚弱；过食生冷，伤及脾胃；乳食不节，喂养不当，损伤脾胃；或精神紧张，情绪波动，致肝气郁结，横逆犯胃等。总之，小儿厌食症的基本病机为脾胃功能失调。脾胃为后天之本，气血生化之源，脾胃失运则气血亏损，面色萎黄，体弱消瘦。病久可影响患儿的生长发育。

沈某，女，14岁。住院日期：1976年6月17日。患儿3个月来食量减少，食后嘈杂呃逆，恶心未呕吐，明显消瘦，拒食严重时，水也不进，有时晕倒。入院前，曾按肝炎治疗，服本院"肝炎一号"6剂，效果不显，且吐1次；后又服消导克伐之剂、保和丸加减与健脾燥湿之剂参苓白术散加减；曾服胃蛋白酶、干酵母（食母生）及针灸；封闭注射维生素B$_1$、维生素B$_{12}$等均无效，故收入院。初诊：消瘦明显，乏力，面色苍白，语声低微，懒动，四肢凉；咽红，心音稍微钝，胸腹部检查正常；血压80／60mmHg，体重38kg；舌质红、苔黄腻，上腭粉红，脉沉细。

【辨证】脾虚胃弱。

【治法】健脾养胃。

【处方】黄精12g，建神曲12g，焦白术10g，草豆蔻6g，化橘红10g，何首乌10g。

二诊：因患儿病情无大变化，基本按原方继服。经4次诊治，纳食稍增，晨食粥半碗多，尚感腹部不适，腹痛；舌质红、苔黄，脉沉细。

【处方】建神曲12g，焦白术10g，砂仁6g，丁香1.5g，紫草10g，草豆蔻6g。

三诊：病情转佳，每日可进120g主食，蔬菜、水果均可进食，偶有腹痛，下肢稍肿；舌质红、苔淡黄，上腭红，脉弦。

【处方】建神曲12g，砂仁6g，茴香6g，焦白术10g，丁香1.5g，千年健12g。

四诊：上方每日1剂，药后见胖，体重由入院时38kg增至43kg，呃逆，胃有时痛，每日仍进食200g左右；舌质红、苔薄黄，脉滑稍数。

【处方】黄精12g，建神曲10g，砂仁6g，紫草10g，丁香1.5g，高良姜3g。

五诊：食欲增加，每日能进食300g，胃仍胀痛，大便干；舌质红、苔薄黄，脉滑数。

【处方】紫草10g，建神曲10g，化橘红10g，砂仁3g，肉豆蔻6g，丁香1.5g。

◆解析

此例患儿顽固性拒食，消瘦明显，体弱甚至晕倒，为脾胃虚弱，本证属虚不宜用消导克伐之剂，如保和丸等，故服后使虚者益虚，在外院虽曾投补剂，因未着重调理脾胃功能致使补而不受，并未收效。经住院后从健脾着手，收到良好效果。

【引自】刘克丽，王孟清.儿科病名家医案·妙方解析.北京：人民军医出版社，2007.

◆读案心悟

隋建平医案

王某，男，4岁。娇生，平素偏食，今暑恣食冰砖、雪糕，每天进4～6次；近1周少食纳差，脘部作胀不适，时有吞酸，形体尚丰，舌苔薄。

【辨证】寒邪客胃，中阳受损。

【治法】温中暖胃化饮。

【处方】温胃汤。太子参12g，茯苓15g，苍术6g，白豆蔻10g，生姜10g，陈皮5g，大枣10g。每日1剂，水煎频服。

以上方治疗，并嘱忌食冷及不消化食物。5天后见纳增胀减。再进5剂后患儿食复如初，诸症悉除。

◆ 解析

此证型多见于夏暑之期。由于暑热，小儿贪凉消暑，恣食冷饮，症见不思不纳而胃脘隐隐作胀作痛，大便或溏或软，面色黄而泛白，精神不振，但尚无萎靡之象，舌质淡、苔白。治当温中暖胃，以温胃汤化裁。寒饮过盛者，加吴茱萸、干姜；兼有暑湿者，酌情加藿香、佩兰；并发呕痰涎者，加陈皮、半夏。

【引自】隋建平.暖胃法治疗小儿厌食3例.山东中医，2000，16（8）：76.

赵心波医案

刘某，女，5岁半。胃纳减少1个月，于当地医院治疗，服用中西医药物均效果不佳，遂来赵老处求治。症见：不欲饮食，口中异味，面红，急躁，腹部自觉发胀，多矢气；舌质红、苔黄，脉数。

【辨证】肝胃不和，肝气犯胃，胃失和降。

【治法】平肝和胃降逆。

【处方】太子参12g，生石决明12g，生白芍8g，石斛5g，枳壳1.0g，川楝子3g，生谷芽、生麦芽各6g。每日1剂，水煎频服。

以上方加减治疗，服药3剂而胀减，情志好转。继服药3剂后纳增，面部稍红。又服药2剂而愈。

◆ 解析

饮食不纳，多嗳气，口有秽气，面部色黄而见青筋暴露，小儿常心情急躁，稍拂其意，即哭闹不已，舌质偏红、舌苔多薄黄，治当平肝和胃降逆。赵老认为，此时既不可因其面黄肌瘦而重用辛燥温补，也不可因其不纳、嗳气而过用消食导滞之品，应调其肝胃，不醒脾而脾自健运。

【引自】王平. 赵心波教授治疗小儿厌食临床经验. 山东中医，1997，18（9）：35.

张学刚医案

陈某，女，3岁。2个月来晨进新鲜牛奶，晚食麦乳精，哭闹时常以巧克力糖诱之，营养屡进，形体未见丰腴，相反胃纳渐减，常诉不饥，胃脘作胀，面色黄而少华。近1周来厌食加重，强喂之则恶心欲呕，大便夹有不消化食物；舌苔厚腻，乃食滞之象。

【辨证】食滞脾胃。

【治法】健脾消食。

【处方】苍术6g，厚朴3g，陈皮5g，甘草3g，生姜3片，大枣3枚，太子参6g，枳壳6g，炒谷芽、炒麦芽各3g。每日1剂，水煎频服。

治之，并嘱不勉以劝食，少食奶乳之品，多饮米糊之类。半个月后饮食如常，并告之正确喂养之法，防止重蹈覆辙。

◆ 解析

此型厌食症今年有所增加，这是家长片面强调营养，常因喂以牛奶、巧克力、麦乳精、奶油蛋糕所致，多见于秋冬之季。症见面色黄，舌苔厚腻，口中浊味，胃胀纳呆，大便秘结，但尚未形成疳积症。治宜健胃消食，以平

◆ 读案心悟

胃散、保和丸加减治疗多收较好疗效。若见便泻者，加焦山楂、茯苓。

【引自】于作洋.现代中医临证经验辑粹·儿科病.北京：中国中医药出版社，2007.

汪 受 传 医 案

濮某，男，5岁。1999年10月6日初诊。主诉：纳差3个月。现病史：近3个月，食少饮多，大便干结，小便短赤。查体：面色萎黄，皮肤不润，形体消瘦，咽不红，心肺（－），腹软；舌质红、少津、无苔。中医诊断：厌食；西医诊断：小儿厌食症。

【辨证】胃阴不足。

【治法】酸甘化阴，养胃助运。

【处方】养胃合剂。乌梅、白芍、石斛、炒麦芽各10g。上药煎制成合剂30mL，每次服10mL，每天3次。

药后诸症渐减。服药1个月，面色转华，体重增加，食欲增进，饮水减少，大便自调。

◆解析

汪老认为，胃为阳腑，体阳而用阴，阴分不足，胃失濡润，则受纳和腐熟功能失司，证属胃阴不足，治当养阴。宜清补而不宜腻补，过用滋腻则足以碍脾。《类证治裁》说："治胃阴虚不饥不纳，用清补，如麦冬、沙参、玉竹、杏仁、白芍、石斛、茯神、粳米、麻仁、扁豆。"于清补之外，又须佐以助运而不过于温燥之品，如谷芽、麦芽、山楂、香橼皮、佛手、山药之类。

◆读案心悟

【引自】万力生．汪受传儿科临证医论医案精选．北京：学苑出版社，2008.

马 新 云 医 案

许某，男，4岁。主因纳呆伴恶心1月余，于1991年7月2日初诊。患儿于1个月前不明原因引起恶心，纳呆，厌食油腻，腹胀，大便不调，日行2～3次，曾在某医院做胃电图示"慢性浅表性胃炎"，间断服用"七珍丹""越鞠保和丸"等药，疗效不著而就诊我院。现主症：纳呆，恶心，腹胀，大便日行2～3次；患儿面色㿠白，形体消瘦，发稀而黄，呈穗状；舌质淡红、苔白，脉滑数。血常规：白细胞计数7.6×10^9／L，中性粒细胞0.64，淋巴细胞0.36，血红蛋白98g／L，红细胞计数4.21×10^{12}／L。胃电图示慢性浅表性胃炎。中医诊断：厌食；西医诊断：浅表性胃炎。

名医小传

马新云，山东章丘人。自幼跟从祖父学医，后又拜天津陈泽东、郭嘉之两位名医为师。历任天津中医学院附属第二医院儿科主任、河北省中医院儿科主任。悬壶应诊60余年。他一生研究医术，勤学无懈怠，承诸师绝技，遵循古训，博采新知。在临床上对儿科的常见病、多发病以及各种疑难重症，采用中医理论，辨证施治，取得了满意效果。

【辨证】食积型。

【治法】和胃消食，理气除胀。

【处方】焦三仙（焦山楂、焦麦芽、焦神曲）各12g，陈皮8g，炒莱菔子6g，川厚朴6g，黄连0.5g，竹茹6g，鸡内金6g，芦根8g，甘草2g。水煎服150mL。

二诊：服上方3剂后大便成形，恶心已止，腹胀减，舌苔白薄，胃电图显示病情好转，但仍有纳呆。治法：继以消导和胃为主，佐以健脾为法。上方加白扁豆8g。

【处方】焦三仙（焦山楂、焦麦芽、焦神曲）各12g，陈皮8g，炒莱菔子6g，川厚朴6g，黄连0.5g，竹茹6g，鸡内金6g，芦根8g，白扁豆8g，甘草3g。共服6剂而愈。

◆解析

◆读案心悟

该患儿素有饮食不节，日前过食客饭，即感腹胀不适，翌日饮食纳呆，其母又买巧克力等食品任其恣用，使其脾胃受纳运化功能失调。盖古人有云："小儿乳贵有时，食贵有节""饮食自倍，肠胃乃伤"。故以保和丸加减治之。方中焦三仙（焦山楂、焦麦芽、焦神曲）、鸡内金主和胃消食，配竹茹以和胃降逆止呕；陈皮、炒莱菔子理气消胀；川厚朴苦温通降，为理气消胀、除满之要药，凡食阻、逆气滞满之证均可用之。《名医别录》云："川朴消痰下气，疗霍乱及腹痛胀满。"配白扁豆芳香醒脾化湿，有化湿和阴之功；黄连清胃肠之伏热；芦根清热除烦止呕，主治呃逆。《新修本草》言："芦根疗呃逆不下食，胃中热，伤寒患者弥良。"甘草调和诸药，补脾益气。但甘草能令人中满，故配川厚朴、陈皮等理气之药，方能防弊起辉，共奏消食和胃之功。

【引自】焦平.儿科专家卷·马新云.北京：中国中医药出版社，2014.8.

孔 光 一 医 案

王某，女，1岁8个月。2009年2月6日初诊。主诉：纳差1年余。家属代诉：患儿自幼纳差，嗳气多，食后易吐；3个月断母乳后，每日只喝少量奶粉，而不欲进其他食物，咽干易咳，大便欠调。现症：面色晦暗，食差，嗳气，咽干有痰引咳，鼻塞流涕，大便隔日行，质干欠畅；右脉较滑，苔薄白。诊为小儿厌食。

【辨证】肺脾失调，痰湿中阻。

【治法】宣上调中，肺脾同调，消积化痰。

【处方】半夏厚朴枳术汤加减。厚朴4g，半夏3g，紫苏梗6g，枳壳4g，白术4g，神曲8g，莱菔子3g，连翘6g，菊花5g，黄芩5g，玄参6g，甘草3g。5剂，1日1剂。

医嘱：饮食宜清淡，忌食生冷、肥厚、甘甜之物。

二诊（2009年2月13日）：精神好，纳食有增，嗳气减，大便日2次，咳白痰，鼻塞流涕；苔薄白，右脉微滑。食增、嗳气减少，属脾气渐复；但咳嗽有痰、鼻窍不利，属肺气欠宣。当增入宣肺化痰之品。故上方去神曲，加前胡6g。5剂，服法和禁忌同前。

三诊（2009年2月23日）：精神佳，纳食可，知饥，嗳气止，鼻畅，咳止，痰少，苔薄。神佳食可、鼻畅咳止，属脾气得复，肺气得宣，但痰少未止。当加强化痰散结之功。故上方加浙贝母6g，连翘加至8g。5剂，服法和禁忌同前。

◆ 解析

小儿生理特点为脏腑娇嫩，形气未充，脏腑未能充分协调，有"三有余、四不足"的功能失衡现象，所以诊治小儿时，应重视调理脏腑功能。

本案例治宜宣上调中，肺脾同调，方用半夏厚朴枳术汤加减。该方实由半夏厚朴汤与枳术丸合方而成，药用厚朴、枳壳行气除满；紫苏梗、半夏理气宽中止呕；白术燥湿健脾；神曲、莱菔子消食化痰；因小儿乃纯阳之体，

◆ 读案心悟

病多化火化热，故用连翘、菊花、黄芩轻清里热；又防诸药温燥伤阴，佐以玄参滋阴利咽，又可通便；甘草调中兼和诸药。

【引自】李志强. 孔光一教授治疗小儿厌食临床研究. 河南中医，2011，6（5）：18.

董廷瑶医案

尹某，男，2岁。初诊：患儿体质薄弱，面色萎黄，容易感冒出汗；近来胃口不开，舌苔薄润，大便不调，时有鼻衄。

【辨证】营卫不和。

【治法】调和营卫。

【处方】桂枝汤加味。桂枝3g，炒白芍6g，生姜2片，大枣3枚，甘草3g，陈皮3g，赤芍9g，炒藕节9g，黑山栀9g，炒谷芽9g。水煎服，每日1剂。

二诊：服药6剂后，营卫已和，胃气已动，鼻衄亦止，汗出减少，二便通调，仍以原法为主。

【处方】桂枝3g，炒白芍6g，生姜2片，大枣3枚，甘草3g，陈皮3g，石斛9g，炒谷芽9g，炒藕节9g，佛手6g。

三诊：再进6剂，胃和便调，食量增加，而告痊愈。

◆解析

董老认为，小儿厌食症既无积可消，又虚不受补。桂枝汤调和营卫，是一体质改善剂、强壮剂、神经安定剂，或中焦虚寒，化源不足，又是健运脾胃的调节剂；脾胃主一身之营

◆读案心悟

卫，营卫主一身之气血。小儿因营卫不和，影响脾胃之气机，脾胃不和则不欲饮食，所以其治疗清既不宜，补又不合，故用桂枝汤调和营卫，以促醒胃气，使之思食。董老称这种方法为"倒治法"。

【引自】吴大真，刘学春，王光涛，等.现代名中医儿科绝技.北京：科学技术文献出版社，2003.

李浚川医案

陈某，女，18个月。初诊：1998年2月26日。其母代诉，患儿食欲缺乏3个月，拒食2天。因3个月前贪饮饮料，而未给予节制，随即出现食欲缺乏。曾在某医院诊治，以健脾化饮、温中散寒、宣通阳气之法治疗，服药后病情未见好转。近2天患儿见食则啼哭抗拒，强行进食则呕吐。就诊时颜面萎黄，形体消瘦，脘腹膨胀，大便不调；舌质淡红、苔中部黄厚腻，指纹紫滞。

【辨证】寒湿伤脾，湿浊中阻。

【治法】清热化湿，健脾理滞。

【处方】香砂六君子汤化裁。条参15g，白术10g，川黄连6g，赤芍15g，砂仁10g，麦芽10g，藿香12g，茯苓12g，鸡内金10g，建神曲6g，法半夏10g，紫苏梗6g，甘草6g。3剂。每日1剂，每日服3次。

嘱其流质饮食，忌生冷。

二诊：药后呕吐停止，脘腹胀满明显减轻，能进半流质饮食；舌质淡红，指纹淡滞。原方去法半夏，加槟榔6g。4剂。

三诊：服药后腹胀消失，食量增加，大便正常，但偶见汗出；舌质淡红，苔薄黄，指纹淡滞。上方去赤芍，加黄芪15g。3剂。

四诊：嘱其注意饮食调理，忌生冷食物。药后其母告之，患儿汗出已止，饮食如故，体重增加，精神状态良好。嘱其停药，随访未见复发。

◆ 解析 ～～～～　　　　　◆ 读案心悟

从患儿脉证分析，前医以健脾化饮、温胃散寒、宣通阳气之法治疗，无可非议，其结果却越温越升，厌食愈甚。从李老的治疗特色不难看出，组方用药，注重清热化湿，这就是李老常说的治病谨防"巧处藏奸"。所谓"藏奸"，就是指不易被医家发觉的湿热体征。患儿一派脾胃虚寒之象中，隐藏着舌苔中部黄厚腻之实热证，前医往往只重视脾虚之本，而忽视湿热之标。李老还明确指出：治病必须整体辨治，必求标本。其本是脾虚，其标是湿热，去其标则顾其本。

【引自】单书健. 古今名医临证金鉴·儿科卷（下）. 北京：中国中医药出版社，2011.

王道坤医案

孙某，男，3岁。2009年12月20日初诊。主诉：厌食伴有恶心、呕吐2年。厌食伴有恶心、呕吐2年，面色略㿠白，形体偏瘦，精神尚可，大便偏稀，但无腹痛，虽经有关中西医治疗，但效果欠佳。舌质淡、苔白腻，脉细。中医诊断为小儿厌食。

【辨证】脾虚气滞，湿阻中焦。

【治法】健脾消食，化湿行气。

【处方】七味白术汤加减。藿香6g，炒白术6g，行气散（后下）6g，佩兰6g，党参6g，怀山药10g，蒲公英6g，炙甘草6g，炒枳壳6g，陈皮6g，焦三仙（焦山楂、焦麦芽、焦神曲）各6g，助消散（分冲）6g，生姜3片，大枣3枚。5

剂，水煎服，每日1剂，早晚饭后1小时服。

医嘱：不宜过食生冷硬物，宜食富有营养且容易消化之食物。

二诊（2009年12月26日）：药后纳食增加，再未呕吐，面色较前红润；舌质淡、苔白略腻，脉细。说明按照脾虚气滞、湿阻中焦治疗甚为有效，继以前方去寒凉之蒲公英，加白芍6g，养血敛阴，以防化湿行气之药化燥伤阴。

【处方】藿香6g，炒白术6g，行气散（后下）6g，佩兰6g，党参6g，怀山药10g，炙甘草6g，炒枳壳6g，陈皮6g，焦三仙（焦山楂、焦麦芽、焦神曲）各6g，助消散（分冲）6g，白芍6g，生姜3片，大枣3枚。7剂，水煎服，每日1剂，早晚饭后1小时服。

上方继续加减服用半个月后，纳食正常，恶心、呕吐已止，面色精神转佳，二便正常，临床治愈。以王道坤教授研制的厌食康1袋，每日3次，一次1丸为善后。嘱其勿过量饮食，尽量少吃辛辣、油腻及生冷之物。

◆ 解析

小儿厌食是指小儿较长时间见食不贪，食欲缺乏，甚则拒食的病症，多发于1~6岁的小儿。一般认为由于饮食喂养不当，导致脾胃不和，受纳运化失健所致。本例患儿属脾虚气滞，湿阻中焦。王教授谨守病机，以七味白术汤加减健脾消食、化湿行气，疗效显著。方中藿香、佩兰、行气散（系王道坤教授之经验方）、陈皮、枳壳化湿行气；党参、炒白术、山药、甘草、大枣益气健脾；焦三仙（焦山楂、焦麦芽、焦神曲）、助消散（系王道坤教授之经验方）消食助运化；生姜和胃止呕。诸药合用则湿浊得化、脾气得健、气机得畅、胃气得和而诸症可愈。

【引自】万力生. 中医儿科临证治要. 北京：学苑出版社，2012.

◆ 读案心悟

黄建业医案 1

谢某，女，2岁6个月。1998年7月9日初诊。主诉：食少1年余，伴皮肤干燥半年。患儿近1年饮食减少，每餐数口，甚至不食，挑食，不吃鸡蛋、肉、鱼等；喜饮水，大便干结，2～3日1行。近半年发现患儿全身皮肤干燥，时有瘙痒，夜眠差，眠中易惊爱哭，出汗多，尿黄，曾服药（不详）未改善。病后体重增长缓慢，精神可，无发热、低热、咳嗽及乏力，无皮疹及皮下出血。刻下食少挑食，食欲缺乏，量少，皮肤干燥，抓痒，喜饮水，便结尿黄，眠差易惊爱哭，出汗多，生长发育缓慢；舌质淡红、苔薄白、指纹淡；体

名医小传

黄建业，主任医师，教授，1977年毕业于安徽医学院。长期从事儿科临床工作，擅长小儿内科常见病、多发病、疑难杂症的诊断与治疗。对小儿哮喘、反复呼吸道感染的防治，以及新生儿疾病、各种中毒抢救、慢性腹泻、厌食、生长发育迟缓、营养不良有较深的研究。发表医学论文近20篇。

瘦，全身皮肤干燥、脱屑、粗糙。此因长期摄入不足，加之失于调护，脾胃气阴不足，脾失健运，气血生化失源，气血无以灌溉营养全身肌肤；肝失濡养，虚风内动。中医诊断：小儿厌食；西医诊断：厌食症。

【辨证】气阴两虚。

【治法】健脾益气，养阴柔肝。

【处方】参苓白术散加减。黄芪10g，白术10g，苍术10g，薏苡仁10g，白芍10g，乌梅6g，茯苓10g，山药10g，建神曲6g，谷芽、麦芽各6g，山楂6g，连翘3g。4剂，水煎服，每次服50～80mL，每日4次，1日1剂。

嘱加服钙剂，锌剂，多食水果、蔬菜；带药返家，定期复诊。

二诊（1998年8月12日）：服前方后皮肤干燥、瘙痒较前减轻，哭闹减少，仍食少，大便干，每日1次，喜食冷饮及凉物，汗多。望之全身皮肤干燥、粗糙稍有好转，脱屑减少；舌质淡红，舌根苔稍白厚，指纹淡。调整前

方，加益气养阴清热之太子参10g，北沙参10g，泡参10g，胡黄连6g，生地黄6g。除风止痒之蝉蜕6g。5剂，煎服法及医嘱同前。

三诊（1998年9月10日）：服前方后食量稍增，能吃少量鸡蛋、肉末，有饥饿感，大便正常，全身皮肤干燥减轻，仅有背部干痒，口干，时有夜眠易惊醒，精神好；舌质淡红，舌苔薄白，指纹淡。

【处方】太子参10g，北沙参10g，泡参10g，白术10g，苍术10g，薏苡仁10g，连翘6g，胡黄连6g，生地黄6g，乌梅6g，白芍10g，蝉蜕6g，山楂6g，神曲6g，甘草6g。5剂，煎服法同前。

随访，继用前方5剂后痊愈。

◆ 解析

◆ 读案心悟

本案是儿科常见的厌食症。因厌食气血生化乏源，导致生长发育缓慢、体重不增、消瘦、反复呼吸道感染等症临床常见，也可互为因果。但以"皮肤干燥、瘙痒"为主诉的较少。本症除厌食外，因脾阴不足，肝失濡养，肝木克土，加重脾之气阴损伤，虚风内动，虚热渐甚，故除厌食加重外，皮肤干燥、瘙痒、口干、便结、多汗、眠差易惊等均为阴虚内热、虚风内动之证。治疗以健脾益气，养阴柔肝为主，但病久难补，药后除皮肤干燥、瘙痒稍有减轻外，余症无减轻，内热之证渐显，口干、便结，喜食冷饮，故调整前方，加强健脾益气，清热柔肝，用太子参、北沙参、白芍、乌梅、连翘、胡黄连等。三诊药证相符，辨证思路符合，选用药物恰当，诸症减轻，因病程长，当症状有改善时谨守病机，原方治疗，巩固疗效后痊愈。因长期厌食、皮肤干燥、消瘦，临床应考虑有微量元素缺乏，故服中药同时需补充钙剂、锌剂治疗。

【引自】贺兴东. 当代名老中医典型医案集·儿科分册. 北京：人民卫生出版社，2014.

黄 建 业 医 案 ②

杨某，男，5岁。1997年6月16日初诊。主诉：食少、多汗3年。患儿3年前过食肥甘（一餐吃两碗肥肉）后，食量逐渐减少，不吃肉食，喜吃素食，每餐喜用开水泡饭或加醋加酱油才能勉强吃一小碗饭，无饥饿感；全身汗出逐日增多，夜晚尤为明显，汗湿床单、枕头，逐日消瘦，曾服用多种"开胃"药（不详），仍厌食，故求助中药。刻下：患儿食欲缺乏，食量少，挑食，喜吃素食；全身汗出，夜晚尤为明显，汗湿床单、枕巾，汗出黏手；消瘦，神软，面黄无华，近日精神欠佳，无吐泻、无黄疸等。望之精神尚可，体瘦，面黄无华，头发黄少稀疏，头汗多，咽部（-），心肺（-）；舌质淡红、舌苔白，脉平；体重15kg，腹平软，腹壁皮下脂肪厚0.4cm，肝脾未扪及。此患儿因过食甘肥厚腻之品损伤脾胃，病后未予以调理，以致脾失健运，故厌食、厌油、无饥饿感。厌食较长，气血生化不足，以致脏腑、肌肉失养，故患儿逐日消瘦，有向疳证发展之趋势。气虚不固表，阴虚热内蒸故多汗。该病病位在脾胃中焦，病机脾胃虚弱、脾失运化、湿热内蕴之厌食症。中医诊断：小儿厌食；西医诊断：厌食症。

【辨证】脾虚失运，湿热内蕴。

【治法】益气健脾助运，佐以清热化湿。

【处方】运脾散加减。黄芪6g，白术6g，泡参6g，黄檗6g，地骨皮6g，苍术10g，山楂6g，建神曲6g，法半夏6g，乌梅3g，龙骨、牡蛎各10g，甘草6g。3剂，水煎服，每次服80mL，每日5次，每日1剂。

嘱逐渐改善不良进食习惯；注意药后如有食欲时，说明脾胃之气有转枢之机，应避免一次大量进食，以免脾胃受损。

二诊（1997年6月23日）：患儿药后食欲增加，每餐已能吃一碗饭，且饮食习惯逐渐改变，不用水泡饭，能吃少量肉食。望诊：出汗大减，精神好，二便正常；舌质淡红，舌根苔白厚，脉平。前方用健脾助运、开胃消积、清化湿热之品黄檗、地骨皮、苍术、山楂等使中焦脾胃湿热、积滞渐除；黄芪、白术、泡参健脾助运，故药后汗出减少，食量增加，且能进食肉类食品。故仍守前方，去法半夏，加茯苓10g。

【处方】黄芪6g，白术6g，泡参6g，黄檗6g，地骨皮6g，苍术10g，山楂6g，建神曲6g，茯苓10g，乌梅3g，煅龙骨、煅牡蛎各10g，甘草6g。3剂，煎服法及医嘱同前。

三诊（1997年6月26日）：服药后食量增加，汗少，未再挑食，饮食习惯已改变。望之汗少，精神好；舌质淡，舌根苔白稍厚。诸症悉减，药已对症，故继用原方加山药健脾养阴益气。

【处方】黄芪6g，白术6g，泡参6g，黄檗6g，地骨皮6g，苍术10g，山楂6g，建神曲6g，乌梅3g，茯苓10g，山药6g，煅龙骨、煅牡蛎各10g，甘草6g。3剂，煎服法及医嘱同前。

后因他病再次就诊时，言厌食症已愈。

◆ 解析

患儿厌食有明显诱因，因家长未予重视，以致脾失运化而发生厌食，长达2年之久。黄老认为，患儿过食肥甘积滞可生湿热，且脾胃阴虚，虚热内生，多汗正是由于中焦积滞不化，湿热蒸发津液而致。故选用自拟方"运脾散"加减，加黄檗、地骨皮内清湿热；用白术、苍术、法半夏健脾除湿；黄芪、泡参益气健脾；山楂、建神曲消食化积；乌梅柔肝、养肝助脾之疏导；龙骨、牡蛎敛汗。诸药合用，使内热渐除，脾运渐复，水湿、食积渐化，症状明显改善。其后再进茯苓、山药等健脾益气之品，脾运化功能恢复，积滞、水湿自然清除。通过该病案，可体会到黄老对"厌食"症

◆ 读案心悟

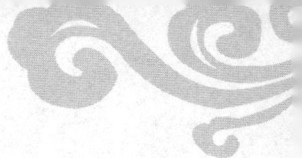

脾失健运的夹湿、夹滞、夹虚（日久）病机转变的精辟认识。另外，小儿"脾常不足、肝常有余"，对长期厌食患儿，黄老善用"乌梅"来养肝柔肝，以预防土虚易被木乘，实有增加脾运之功。

【引自】贺兴东. 当代名老中医典型医案集·儿科分册. 北京：人民卫生出版社，2014.

裴学义医案 ①

尹某，男，12岁。1998年8月12日初诊。主诉：食欲差半年。现病史：患儿近半年拒食、体重下降，喜饮，小便黄，大便干，平时易急，易怒，睡眠不实，多梦。腹部B超及钡剂检查均正常。现症：神志清，精神弱，中至重度营养不良；舌质淡红、苔少，脉象沉细无力。胃阴亏损，濡润失职，以致不思进食；阴液不足，肠道干涩，传导失常则便秘。精神烦躁，易发脾气等为阴液不足，虚火内扰所致。中医诊断：疳证；西医诊断：厌食症。

【辨证】脾气虚弱，运化无力。

【治法】益胃养阴，健脾消食。

【处方】石斛10g，天冬10g，麦冬10g，玄参10g，生地黄10g，生谷芽10g，生稻芽10g，生山楂10g，炒莱菔子6g，天花粉10g，玉竹10g，鸡内金10g，瓜蒌20g。14剂，水煎服。

二诊：1998年8月26日。纳食稍有增加，前方加甘蔗2节，荸荠12个，鸭梨1个，鲜芦根120g，鲜茅根120g，捣汁入中药，继续治疗。14剂。

三诊：1998年9月10日。食欲见好，纳食量明显增加。

◆解析

厌食是指小儿较长时期见食不贪，食欲缺乏，厌恶进食的病证。古代医学文献中无小儿

◆读案心悟

厌食的病名。其记载与恶食、不嗜食等病的主要表现相同。厌食一证目前为儿科临床常见病证之一，无明显季节差异。本患儿病史半年，纳呆、食少、喜饮、面黄、大便干，辨证为脾胃虚弱，胃阴耗损，受纳失职，喜饮、大便干也为胃阴不足所致。选方为养胃增液汤加减，全方养阴、行气并用，清补而不腻补。生山楂酸甘化阴；生谷芽、生稻芽扶助脾运而不燥。二诊进一步加五汁饮继养胃阴，全方滋补而不腻补，养胃而不碍脾，临床收到较好的疗效。

【引自】胡艳. 裴学义儿科临证百案按. 北京：人民卫生出版社，2013.

裴 学 义 医 案 ②

储某，女，14岁。1997年6月17日初诊。主诉：纳差3月余，加重2周。现病史：3个月前患儿开始为了控制体重，饮食量减少，渐渐出现不思饮食，食后腹部不适，出现恶心、干呕等症状。2周前，患儿进食困难，平均3～4日仅吃1～2块饼干，进食后腹部胀满、疼痛、打嗝，精神倦怠，乏力。近1周在其他医院每日静脉输液以营养支持疗法。现大便5～6日1次，郁郁寡欢，夜寐多梦，月经近3个月未行。症见：精神弱，面色黄，形体消瘦，体重32kg，身高167cm，心肺腹查体未见异常；舌质红、苔白略黄，脉沉缓。患儿为青春期女孩，盲目节食，日久损伤脾胃功能，导致厌食。脾胃运化失常，则出现食而乏味，食后脘腹胀满，胃不受纳则干呕、嗳气。脾失健运，肝失条达，则郁郁寡欢，不能生化气血、营养五脏六腑、四肢百骸，则月经不能如期而至，形体日趋消瘦。夜寐多梦为心血不足所致。中医诊断：厌食；西医诊断：神经性厌食症。

【辨证】脾胃气虚，肝胃不和。

【治法】健脾和胃，疏肝解郁。

【处方】生麦芽10g，厚朴4g，神曲10g，生谷芽10g，生稻芽10g，草豆蔻4g，砂仁4g，鸡内金10g，石斛10g，合欢花10g，香橼10g，佛手10g，瓜蒌15g，焦山楂10g。7剂，水煎服。

二诊（1997年6月24日）：服药1周，精神好转，每日已能进食主食90g左右，服药后已排便2次；舌质红，舌苔薄白。又继服原方7剂。

三诊（1997年6月30日）：服药1周后，患儿食欲有所增加，但情绪不稳定，自述喜欢吃生菜、酸奶等，大便仍干，小便黄；舌质红、苔少。考虑脾气虚弱，胃阴不足。

【处方】天冬10g，麦冬10g，石斛10g，生麦芽10g，生谷芽10g，生稻芽10g，神曲10g，焦山楂10g，鸡内金10g，瓜蒌30g，玄参10g，生地黄10g，草豆蔻4g，砂仁4g，鲜芦根30g，黄精10g。7剂，水煎服。

四诊（1997年7月7日）：服药7剂后，每日可进食250g左右，面色较前红润，精神好转，大便每日1次，质地正常。

◆解析

裴学义教授治疗厌食症从调和脾胃入手，以运为健，善用轻清之剂而不一味温补。因小儿脏腑清灵，稍稍点拨即可恢复脾胃运化功能，方中生麦芽、生谷芽、生稻芽均可生发脾胃之气；草豆蔻、砂仁可行气燥湿，化积滞。调脾胃药中裴学义教授用神曲最多，因神曲味辛而不散，味甘而不甚壅，性温而不见燥，既可散气调中，又可消滞除满。合欢花、香橼、佛手可疏肝解郁醒脾安神。三诊时，患儿虽食量有所增加，但舌质红苔少，大便干燥，考虑患儿脾胃之气渐复，但病久脾胃阴液已亏，故方中加入天冬、麦冬、石斛、玄参、生地黄清热生津除烦，配瓜蒌可润肠通便；黄精可益气养阴，治脾虚面黄、筋骨无力。

◆读案心悟

【引自】胡艳.裴学义儿科临证百案按.北京：人民卫生出版社，2013.

第八章　呕吐

呕吐是由于胃失和降、胃气上逆以致引起食物及痰涎从口吐出病症，是多种急、慢性疾病常见的症状之一。历代医家以有声有物谓之"呕"，有物无声谓之"吐"，有声无物谓之"啰"。临床实践中呕与吐是很难截然分开的，故一般称为呕吐。呕吐可见于西医学中的许多疾病，如急性胃炎、神经性呕吐、贲门痉挛、幽门痉挛及梗阻、胰腺炎、胆囊炎等。

汪受传医案

张某，男，4岁。2000年6月1日初诊。主诉：恶心泛恶1周，呕吐2天。现病史：恶心欲吐1周，进食即吐已2天，曾服多潘立酮（吗丁啉）、多酶片等未见缓解。呕吐酸腐，口渴喜饮，唇干面赤，烦躁不休，大便秘结3天未解，小便黄少。查体：咽不红，扁桃体不肿大，心肺（-）；舌红、苔黄腻厚，脉滑数。中医诊断：呕吐；西医诊断：急性胃炎。

【辨证】食滞中阻，脾胃蕴热。

【治法】消食化滞，清热和胃。

【处方】黄连汤合温胆汤加味。藿香10g，厚朴10g，黄连3g，大腹皮10g，法半夏10g，甘草6g，胆南星10g，竹茹10g，枳实10g，茯苓10g，大黄5g，生姜2片。2剂。

二诊：服药后呕吐止，口渴除，欲饮食，大便亦解，转拟健脾和胃。

【处方】太子参10g，苍术10g，茯苓10g，枳壳5g，陈皮5g，炒麦芽10g，甘草3g。3剂。

◆ 解析

汪老认为，本案患儿为胃热呕吐，方中藿香、川厚朴、大腹皮，芳香化湿，健脾止呕；陈皮、枳实、大黄，调和胃气，涤肠通腑；法半夏、胆南星、竹茹，降逆止呕，化食滞；黄连、生姜，寒热并用，清热泻火，和降止呕；茯苓、炙甘草，健脾和中。二方合用，清热和胃，健脾止呕。5剂而愈。

◆ 读案心悟

【引自】万力生.汪受传儿科临证医论医案精选.北京：学苑出版社，2008.

李少川医案

患儿，男，4岁。1990年4月初诊。现病史：近2个月来患儿每于喝水后则呕恶欲吐，继之脐周痛，痛时其母轻拍背部，令打个饱嗝或吐口清水而好转。素日纳差，喜嗳气，曾就诊于某医院，诊为"胃痉挛"，给予维生素B$_6$等药物治疗效果不著。现面色少华，目眶发青，按之腹部胀满；舌淡红、苔白微腻，脉弦缓。

【辨证】脾胃虚弱，肝气犯胃。

【治法】健脾和胃，疏肝行气。

【处方】茯苓、半夏、陈皮、柴胡、川楝子、延胡索、香橼皮、知母、甘草各6g，厚朴、枳壳、紫苏梗、白芍各9g，麦冬10g，木香5g。3剂。

二诊：呕恶欲吐及脐周痛只发作1次，腹部按之柔软。上方加神曲5g，继服3剂，呕恶未作，纳增，病情已趋稳定。

◆解析

此患儿脾胃素虚，脾胃升降失司，复以肝失条达，横逆犯胃，遂致呕恶欲吐，胃不思纳。李老在治肝先实脾的指导思想下，于和胃健脾之中佐以疏肝理气之品，使肝气畅达，脾胃健运，邪去正安，呕恶乃愈。李老常于方中配伍麦冬、知母，以使燥润相济，脾胃不悖。

◆读案心悟

【引自】马融.李少川儿科经验集.北京：人民卫生出版社，2013.

王烈医案

名医小传

王烈，长春中医药大学附属医院主任医师，终身教授，中西医结合儿科专家，国家名老中医。享受国务院政府特殊津贴，吉林省有突出贡献的科技专家，拔尖人才。国家"十一五"重点专科协作组专家指导委员会委员。中华中医药学会儿科分会名誉会长，现任《中医儿科杂志》《中医外治杂志》顾问。擅长治疗小儿肺系疾病，居国内领先水平。

宋某，男，7岁。1997年5月21日初诊。主诉：反复呕吐3年。现病史：患儿反复呕吐3年，平均每3～4天呕吐1次，吐时不能进食，食入即吐。1年前曾在我院住院治疗，治疗后有所好转，但停药半年，呕吐又反复发作，程度同前，不吐时纳食尚可，有时口苦，大便正常，小便调。脑电图及消化道钡剂检查正常。症见：神志清楚，消瘦，腹软，无压痛，无肌紧张及反跳痛，脑膜刺激征（－）；舌尖红、苔白腻，脉滑数。中医诊断：呕吐；西医诊断：神经性呕吐。

【辨证】湿热中阻。

【治法】清热燥湿，理气和中。

【处方】黄连3g，紫苏叶1g，法半夏4g，化橘红4g，伏龙肝10g，丁香0.5g，竹茹9g，川牛膝9g，藿香9g，鲜芦根30g，赭石9g。14剂，水煎服。

二诊（1997年6月5日）：服药2周后，呕吐次数较前减少，5天前曾呕吐1次。前方加建神曲9g，谷芽、稻芽各9g。

三诊（1997年6月19日）：服药1个月，再次就诊，家长述现平均1个月吐1次，患儿纳食较前增加，但有时腹胀。前方加木香3g，14剂。

◆解析

患儿病史3年，以呕吐为主要表现，其病机为脾胃虚弱，湿热蕴于中焦，引起气机逆

◆读案心悟

乱所致。方中黄连清热燥湿安中；紫苏叶宣郁透热；芦根清热生津；半夏、化橘红、伏龙肝、藿香化湿和胃止呕；丁香、竹茹、川牛膝可降逆下气，疏理气机。服药2周病情好转，又加建神曲、谷芽、稻芽健脾养胃，调理善后。

【引自】张文康. 中国百年百名中医临床家丛书. 北京：中国中医药出版社，2004.

周炳文医案

常某，男，3岁。2008年11月19日初诊。主诉：反复呕吐1年。患儿近1年来，频繁呕吐，每次均食后发作，非喷射状，每周呕吐5～6次，大便正常，小便不少；舌红、苔中根厚腻，脉滑细；口臭，腹软，无压痛，未及包块，消化道钡剂检查提示未见异常。中医诊断为呕吐，证属脾胃湿热。由于湿阻气机，运化失职，胃气不降反而上逆，出现呕吐；脾失健运，饮食不化，食滞蕴而化热，故口臭，饭后呕吐加重。舌红、苔厚腻，脉滑细，均为佐证。

【辨证】脾胃湿热。

【治法】消化湿热，健脾和胃止呕。

【处方】半夏4g，化橘红4g，藿香10g，伏龙肝10g，竹茹10g，厚朴3g，炒莱菔子4g，鲜芦根30g，鸡内金10g，草豆蔻4g，砂仁4g。水煎服，每日1剂，服14剂。

二诊（2008年12月3日）：服药后，患儿呕吐次数明显减少，进食较前好转；舌红、苔白厚，脉滑。脾胃湿热仍未尽退，继续清热化湿、健脾和胃止呕。继续服用原方14剂。

三诊（2008年12月17日）：呕吐症状完全消失，纳食香，二便调。28剂药后，患儿症状完全消退。

◆ 解析

　　小儿脾胃虚弱，饮食不节，易受邪所困，气机失调，出现呕吐。本案患儿因中焦湿热，阻遏气机，胃气失降，而致呕吐。裴老以清热化湿、健脾和胃止呕为治则，巧用半夏、化橘红、藿香、伏龙清肝化中焦湿热，另注意健脾和胃，消中理气，加用草豆蔻、砂仁、鸡内金、厚朴等。28剂药后，患儿症状完全消退。脾主升，升举清阳而布达周身，故以升为顺，胃主降，降浊阴而传导化物，故以降为和。"太阴湿土，得阳始运，阳明燥土，得阴则安，以脾喜刚燥，胃喜柔润故也"。故脾胃湿热、中焦转枢失职、胃气不降而出现呕吐。周老认为，患者多为湿热之体，邪之所凑，其气必虚，患者脾胃虚弱，湿热阻于中焦，而引起气机逆乱，故应清化中焦湿热为主，佐以降气及引药下行之药物。清热化湿治本，和胃降逆治标。半夏乃降胃安冲之主药，厚朴下气除胀，莱菔子降逆止呕，三药相须为用；藿香、草豆蔻化湿和胃止呕；芦根清热；砂仁健脾；鸡内金消食化积。本方标本兼顾，药性平和，加减化裁可治疗多种原因引起的呕吐。

　　【引自】朱玲玲，陈沛熙. 古今名医临证实录丛书·儿科病. 北京：中国医药科技出版社，2013.

王鹏飞医案 ①

　　苏某，女，3岁。2000年3月12日初诊。呕吐，时作时止1月余。近日加剧，1周4~5次，饮食稍有不慎则呕吐，呕出物无酸臭，面色苍白，四肢不温，大便溏薄，1日2次；舌质淡、苔薄白，脉细无力。

【辨证】脾胃虚寒，胃失和降。

【治法】益气温中，和胃降逆。

【处方】丁香柿蒂汤合旋覆代赭汤加减。丁香3g，柿蒂3个，党参10g，干姜3g，半夏10g，煅赭石15g，白术10g，附子5g，吴茱萸3g，甘草5g。水煎服，每日1剂。

4剂药后呕吐明显减少，仍有1次，四肢较温，大便成形；舌淡、苔白好转，脉细。病情转机，守上法出入。

【处方】丁香3g，党参10g，附子5g，白术10g，干姜3g，山药15g，陈皮、甘草各5g，焦神曲10g。水煎服，每日1剂。

4剂药后呕吐止，面色转红润，四肢温和，大便成形，每日行1次；舌质红、苔薄。乃脾阳复，脾运健，续原方去附子继服7剂巩固治疗。

◆ 解析

患者阳虚不能温煦则四肢不温，面色苍白；大便溏薄，舌淡、苔白，脉细无力，乃脾阳不振之候。方中丁香、干姜、柿蒂、吴茱萸温中散寒，降逆止呕；党参、白术、甘草健脾益气和中；附子温阳散寒，半夏、赭石和胃降逆。二方合用，集中优势，力驱中焦虚寒，振煦脾阳，温中散寒，达到脾之运化，胃之和降。

【引自】贺兴东. 当代名老中医典型医案集·儿科分册. 北京：人民卫生出版社，2014.

◆ 读案心悟

王鹏飞医案 ②

赵某，女，12岁。2005年4月11日初诊。主诉：反复呕吐4年余。病史：4

年前患儿出现呕吐，为胃内容物，非喷射性，1日多次，伴有发热，当地诊断为"急性胃炎"，予以抗生素、止吐及对症等处理后发热呕吐均缓解。1周后患儿复出现呕吐，症状同前，不伴有发热，经抗感染及对症处理缓解。后反复多次，每周必发。曾至郑州某医院及北京某大学附属医院，诊断为"周期性呕吐"，经暗示治疗无效。脑电图未见异常，曾试用抗癫痫药治疗半年无效。针灸、埋线、心理疏导等亦无效。诊见：反复呕吐，最长间隔2~3周，呕吐为胃内容物，非喷射性，有时呕吐胆汁或黏液痰涎，饮食不减，身体消瘦，面色青黄，性情急躁，大便偏干，每日1行，量不多；舌质红、苔厚，脉滑数。中医诊断：呕吐；西医诊断：周期性呕吐。

【辨证】脾胃积热，升降失常。

【治法】清热止呕，升清降浊。

【处方】升降散合黄连温胆汤加减。蝉蜕6g，炒僵蚕10g，姜黄6g，生大黄6g，姜半夏6g，枳实6g，竹茹6g，陈皮6g，甘草3g，黄连3g，生姜6g。3剂，每日1剂，水煎，分2次服。

二诊（2005年4月14日）：呕吐明显减少，效不更方，上方再进3剂。

三诊（2005年4月17日）：时有轻呕，吐物甚少，自觉胃有气上冲，大便溏，每日2次；舌淡红、苔白，脉平缓。调方如下。

【处方】柴胡6g，白芍10g，赭石15g，旋覆花（包煎）6g，党参10g，姜半夏6g，公丁香3g，生姜6g。7剂，每日1剂，水煎，分2次服。

诸症消失而愈。随访1年未见复发。

◆ 解析

呕吐之症，临床常见，但反复呕吐数年则较少见到。呕吐多为胃气不和所致，胃为六腑之一，其特点为"以通为用，以降为顺"，胃气不降则致呕吐不已。胃气不降的原因很多，有肝气犯胃；脾胃不和；饮食积滞；外邪犯胃等诸多原因。因此，临床上必须治病求本。该患儿反复呕吐，《素问·至真要大论》曰：

◆ 读案心悟

"诸呕吐酸，暴注下迫，皆属于热。"考虑本案为热性呕吐，其热一在胃，二在肝，故治疗上当清热止呕，疏肝和胃，以黄连温胆汤清热疏肝和胃，升降散调畅气机，升清降浊。最后以四逆散合旋覆代赭汤而收功。

【引自】贺兴东. 当代名老中医典型医案集·儿科分册. 北京：人民卫生出版社，2014.

陈炳荣医案

刘某，男，12岁。1967年8月11日初诊。呕吐4天，昨日起呕吐带血，胸中堵闷，不能进饮食，3天未大便，小便深黄，检查上腹有压痛，肝脾未触及；舌苔白腻，脉象弦滑。

【辨证】痰结心下。

【治法】宽胸散结。

【处方】小陷胸汤加减。瓜蒌25g，川黄连4.7g，半夏9g，栀子炭9g，荷梗9g，竹茹9g。水煎1剂，待凉少量频服，吐止后再顿服。

二诊（1967年8月12日）：今日未呕吐，大便已下，能略进流质食物，给予小陷胸汤原方。

【处方】瓜蒌18.8g，半夏9g，川黄连4.7g。

患儿服2剂即愈。

◆解析

急性胃炎临床症状基本符合小结胸证，其病因为饮食不节或感受风寒暑湿等，使脾胃失运，痰湿内生，郁而化热，痰热互结于心下（胃脘）所致。《伤寒论》有："小结胸证，

◆读案心悟

正在心下，按之则痛，脉浮滑者，小陷胸汤主之。"本例具有中脘满闷、按之则痛、苔腻、脉滑等，属痰热互结之证。小陷胸汤具有清热化痰、开郁散结的作用，是治疗本病针对性较强的方剂，临床应用效如桴鼓。

【引自】于作洋. 现代中医临证经验辑粹·儿科病. 北京：中国中医药出版社，2007.

宋祚民医案 1

于某，女，10岁。1992年7月17日初诊。主诉：呕吐半个月，患儿半个月前1次食入雪糕5支，此后，胃脘不适，呕吐，初为胃内容物，后为清涎，日吐3～5次，一般食后约1小时便吐。食欲缺乏，时有头晕，头发沉，乏力，大便少，三四日1行，曾到外院服甲氧氯普胺（胃复安）、维生素B$_6$、乳酸菌素片等效不佳，故求治中医。观其舌苔：舌淡润、苔白略腻。查其脉象：滑中微弦。

【辨证】脾湿胃逆。

【治法】降逆和胃，健脾祛湿。

【处方】藿香10g，佩兰10g，紫苏梗10g，竹茹30g（先煎），佛手10g，焦槟榔6g，砂仁3g，姜半夏6g，橘皮6g，刀豆子10g，生姜2片。3剂，水煎服，宜先煎竹茹30分钟，再以竹茹水煎群药。服时宜少量频服，不拘时辰。

患儿服药半日，自觉心中见舒，第2日起不再呕吐，第3日恶心消失，似有食欲，头晕减轻。以前方再服4剂后，诸症皆消。为巩固前效，以前方减竹茹、刀豆子，再予5剂，调脾而愈。

◆ 解析

呕吐为脾胃失调之常见病证，多见于夏季，以饮食不节为因者居多。此患儿贪食生

◆ 读案心悟

冷，一次吃雪糕5支，寒凉之物入腹而伤及脾胃之气。脾运不健，胃气上逆而反，故见呕吐、胃脘不适等，湿浊上扰清阳而见头晕、发沉，舌润而苔腻。以悦脾汤为主，加入刀豆子、姜半夏降逆止呕，以佩兰佐藿香芳香化湿，以生姜温中燥湿，再加特殊的煎服法而迅速收效。

【引自】刘晨涛.儿科专家卷·宋祚民.北京：中国中医药出版社，2012.

宋祚民医案 2

郭某，男，11岁。1991年7月20日因反复食后呕吐8年就诊。8年前，患儿做疝气修补术后，又感受风寒，高热不退，伴见呕吐，治愈后每次感冒即见呕吐。日久，不感冒亦作呕吐。8年来呕吐频作，每次间隔最长不超过1个月。曾在各大医院诊治并数次住院治疗，均诊为神经性呕吐。曾用镇静催眠、止痉镇吐等方法治疗，均未见明显疗效。现症：患儿面黄消瘦，肌肤甲错，神情倦怠，四末不温。呕吐之前，脘痞不适，少腹作痛，3～5分钟即呕吐，食后吐所进食物，未食则呕吐酸水，纳呆，便溏，1日2行；舌淡，舌体胖大、有齿痕，苔灰白厚腻，脉滑细弱。

【辨证】脾湿胃寒，气机失调。

【治法】温中化湿，调理气机。

【处方】悦脾汤。藿香10g，丁香6g，刀豆子10g，竹茹30g（先煎），茯苓10g，吴茱萸3g，黄连3g，旋覆花10g（包煎），赭石10g，鸡内金5g。

二诊：服药7剂后，1周内呕吐发作2次，未经输液呕吐即止，脘痞不适减轻，少腹痛减；舌质淡红，舌体胖大、有齿痕，苔灰白略厚，脉细滑。上方加甘草10g以缓中和胃，调和诸药，继服7剂。

三诊：药后未见呕吐，食欲大增，大便成形，唯少腹时有疼痛，以手揉按后痛止；舌苔渐薄，脉象同前。上方加橘核10g以温暖下焦，缓解少腹疼痛，继服7剂。

四诊：腹痛渐止，近日因进食大量鱼肉及瓜果后呕吐又作，胃脘复见痞满隐痛，自觉饥饿而无食欲，大便不畅；舌淡、苔白，脉弦细。仍以悦脾汤加减，原方去丁香、旋覆花、赭石，加高良姜6g，香附10g。7剂，煎服法同前。

五诊：药后呕吐未作，食欲转佳，脘腹按之柔软；舌淡红、苔白少津，脉细。上方去高良姜，加石斛10g，乌梅10g，继服7剂后饮食渐转正常，无自觉不适。后以末方调服28剂后停药。近日随访，停药1年余，饮食正常，其间曾感冒2次，呕吐未作，家人甚悦。

◆ 解析

呕吐之证，乃小儿常见病之一，但若此患儿呕吐8年久治不愈之病案，实为少见。此患儿服药7剂后，症状大减，为中焦湿滞得化，气机见行。以其久病中气见馁，故原方加甘草以缓中健脾、调和诸药，后又加橘核暖下焦而止腹痛。继服20余剂后，病情已大见好转。后因饮食所伤，呕吐反复，此时患儿胃气尚弱，枢机功能未复，骤进肥甘生冷必更伤脾胃，故继以悦脾汤加减调养脾胃、行气止呕。考虑肥甘生冷损伤脾阳，故再加高良姜温中散寒、止呕、止痛，香附行气止痛。再诊时患儿舌苔白、少津，此邪气久郁伤脾阴、津液不得上承之象，故去上方辛热之良姜，加清润养阴之石斛、乌梅等。如此前后五诊，服药70余剂而愈。

【引自】刘晨涛.儿科专家卷·宋祚民.北京：中国中医药出版社，2012.

◆ 读案心悟

裴学义医案 ①

段某，男，12岁。2000年1月5日初诊。主诉：反复呕吐2年余。病史：患儿呕吐已2年余，每周均无诱因呕吐2～3次，纳食不香，大便正常，小便调。上消化道钡剂检查及腹部B超均未见异常。现症：患儿精神可，发育营养正常，腹软，无压痛，无包块；舌淡红，苔白腻，脉滑缓。中医诊断：呕吐；西医诊断：神经性呕吐。

【辨证】湿阻中焦。

【治法】健脾和胃，祛湿理气。

【处方】二陈汤合连苏饮加减：伏龙肝10g，半夏4g，化橘红4g，竹茹6g，黄连3g，紫苏叶1g，生赭石10g，草豆蔻4g，砂仁4g，鸡内金10g，川牛膝10g，枳壳4g。7剂，水煎服。

二诊（2000年1月12日）：服药1周，家长诉呕吐次数减少，纳食可，但睡眠欠佳，于上方加首乌藤12g。14剂。

三诊（2000年1月26日）：服药2周，呕吐消失，饭前有时打嗝，上方加旋覆花10g，炒莱菔子6g，厚朴4g。7剂。

四诊（2000年2月3日）：诸症消失，继服上方14剂巩固治疗。

◆ 解析

本患儿呕吐病史已2年余，平素纳食不香，结合患儿舌苔厚腻、脉象滑缓，考虑湿阻中焦、脾胃不和所致。方药以二陈汤和连苏饮化裁而成。二陈汤为治疗湿痰之方，其功用为燥湿化痰，理气和中。其中半夏辛温性燥，能燥湿化痰，降逆和胃；化橘红理气宽中祛湿；连苏饮中黄连有清热泻火燥湿之功；紫苏叶为辛香温之品，可宣郁透热又可温中和气，与黄

◆ 读案心悟

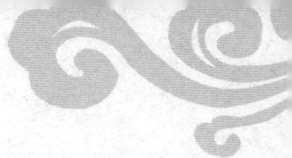

连相配一散一降，一温一寒，调畅气机，和胃降逆。对于呕吐患儿治疗上应注重祛湿与理气，湿去气顺则呕吐自除。

【引自】胡艳. 裴学义儿科临证百案按. 北京：人民卫生出版社，2013.

裴学义医案②

马某，男，10岁。2000年4月5日初诊。主诉：反复呕吐2年余。病史：患儿间断呕吐已有2年余，每次饭后发作，有时伴头痛，吐甚则呕吐胆汁，平素喜冷饮，纳差，大便稀1日2～3行。上消化道钡剂检查及腹部B超均未见异常。现症：精神弱，面黄消瘦，腹软，无压痛，无包块；舌红、苔少根稍厚，脉滑细。胃热呕吐多呈暴呕，食入即吐，呕吐次数频繁。中医诊断：呕吐；西医诊断：神经性呕吐。

【辨证】邪热犯胃，胃火上冲而致呕吐。

【治法】清热化湿，降气止呕。

【处方】半夏6g，化橘红6g，伏龙肝10g，竹茹6g，紫苏叶1g，黄连3g，白芷4g，菊花9g，钩藤12g，僵蚕12g，鸡内金10g，草豆蔻4g，砂仁4g。7剂，水煎服。

二诊（2000年4月12日）：1周后，呕吐明显好转，纳食增加，但仍间断发作头痛。在上方基础上加荷叶10g。7剂。

三诊（2000年4月19日）：呕吐已止，头痛也好转，舌苔偏白。方中加茯苓10g。7剂。

四诊（2000年4月26日）：头痛，呕吐均未再发作，但睡眠梦多，近日又出现鼻塞、流涕。上方加首乌藤30g，薄荷3g。

◆解析

◆读案心悟

小儿为稚阳之体，脾常不足，因此，小儿呕吐临床以虚实夹杂证多见，多因患儿素体脾胃虚弱又感受外邪、外邪犯胃所致或饮食不节、食滞肠胃、胃中蕴热而成。此患儿多在饮食后出现呕吐，平素喜冷饮，考虑胃中积热，气机上逆所致，加黄连、紫苏叶、竹茹清热散郁止呕；半夏、化橘红、伏龙肝化湿和中理气；鸡内金、草豆蔻、砂仁健脾益气消食；患儿常感头痛，在方中加用了白芷、菊花、钩藤、僵蚕疏风清热兼安神定惊。

【引自】胡艳. 裴学义儿科临证百案按. 北京：人民卫生出版社，2013.

杨以阶医案 1

蒋某，男，50天。初诊：1972年4月1日。出生时分娩困难，羊水恶露污秽之物冲入儿胃，从此作吐，吐出咖啡色水及黏液，吮乳片刻，即喷射而出。曾在某院观察半个月，咖啡水已无，吮奶作吐如旧，历时50天，多方治疗无效，日渐消瘦，故求治于中医。

【辨证】恶露秽浊伤胃，胃气不降。

【治法】和胃降逆。

【处方】姜半夏1.5g，橘皮3g，姜竹茹3g，川郁金3g，黄连1g，麦芽9g，赭石3g，云茯苓3.5g，旋覆花3g，生姜1小片。3剂。

二诊（1972年4月4日）：喷射涌吐之状已平伏，间有乳瓣吐出。上药有效，原方加减。原方加炒白术2.5g，炒山楂3g，除赭石。3剂。

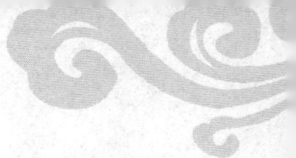

三诊（1972年4月8日）：呕吐乳瓣次数大大减少，吮乳过饱后偶有发生。胃逆得降，消化尚差，予以和胃消乳，并嘱哺乳时少吮多次，定时定量，不宜过饱，细心护理。

【处方】炒白术3g，炒麦芽6g，焦山楂3g，炒枳壳2g，炒山药3.5g，茯苓4.5g，焙鸡内金3.5g，广木香1.5g，广陈皮1.5g。3剂。

◆解析

婴儿易吐奶主要是与其胃部发育不成熟有关，此时胃呈水平位，呈不稳定状态。胃的入口（贲门部分），比较松弛，关闭不紧，易被食物冲开，当胃内奶汁稍多时，可以冲开贲门而倒流回食管和口腔；而胃的出口幽门肌肉却发育较好，关闭较紧，食物通过缓慢。以上种种生理特点是引起婴儿易吐奶的原因。本例婴儿顽固吐乳，乃羊水恶露秽物冲入儿胃，损伤胃阳，胃气上逆，乳食不化，秽浊吐清，逆仍不复，胃腑不和。药用旋覆花、赭石降逆止呕，黄连、半夏安胃涤痰，生姜、橘皮温胃安中，佐以健胃消乳而收全功。

◆读案心悟

【引自】杨以阶.儿科临证验案.合肥：安徽科学技术出版社，1980.

杨 以 阶 医 案 ②

张某，男，85天。初诊：1968年4月11日。患儿足月分娩，体重3.5kg。三朝之后，开始吐乳，吮乳后少许时间即一涌而出，多吮多吐，少吮少吐，逐渐加重，距今2个月有余。曾由某医院诊断为"先天性幽门梗阻"，保守治疗无效，考虑患儿体质太差，不便手术，来本院中医科诊治。症见：骨瘦支离，大肉削减，臀部干瘪，舌红口疮，大便秘而不通，神萎，体重仅2.5kg。最近呕吐，时有少许绿色胆汁。

【辨证】胎毒积热，逆冲于胃。

【治法】辛开苦降。

【处方】泻心汤加减。生大黄（后下）0.6g，生川黄连0.6g，黄芩0.6g，清半夏1.2g，生姜1小片，大枣2枚。2剂。煎汤，加生蜂蜜2匙，频频予饮。

二诊（1968年4月13日）：服药2剂，饮药不吐，吮奶仍吐，但吐出量少，稍有见效，大便每次量少，呈稀糊状。原方加姜竹茹2.5g。再服3剂。

三诊（1968年4月17日）：吐乳已见减轻，吮乳后偶尔涌出少许。大便量多，绿黄相夹。胃气得降，腑气得通，再主以和中健胃，按原方出入。

【处方】炒白术2.5g，陈枳壳2.5g，炒麦芽6g，茯苓6g，炒半夏曲3g，炒川黄连0.6g，生大黄（后下）0.6g，生姜1小片，大枣2枚。3剂。

四诊（1968年4月24日）：患儿已基本不吐，吮乳自如，大便量多，舌红及口疮消失，啼声洪亮，神气亦旺，肌肉渐见充腴。嘱服原方3剂。

◆ 解析

　　吐奶或溢奶是新生儿和婴儿很常见的现象，大多数情况下吐奶是生理性的，较严重的吐奶有可能是消化功能紊乱或消化道梗阻的表现。本例缘由胎毒炽盛，积热三焦，胆肝之火冲逆于胃，因而呕吐，证属实火。"诸逆冲上，皆属于火""诸呕吐酸，皆属于热"。故法用泻火清热，安胃止呕。主以泻心汤泻三焦之火，佐半夏、生姜、大枣，取甘温以和胃止吐，辛以开上焦之气，苦以降下焦之浊。治之吐止，诸症悉平。

【引自】杨以阶.儿科临证验案.合肥：安徽科学技术出版社，1980.

◆ 读案心悟

第九章　腹痛

　　腹痛，是指胃脘以下、脐之四旁及耻骨以上部位发生的疼痛，包括大腹痛、脐腹痛、少腹痛和小腹痛。大腹痛，指胃脘以下，脐部以上腹部疼痛；脐腹痛，指脐周部位的疼痛；少腹痛，指小腹两侧或一侧疼痛；小腹痛指下腹部的正中部位疼痛。

　　腹痛为小儿常见的证候，可见于任何年龄与季节。婴幼儿不能言语，多表现为无故啼哭，如《古今医统·腹痛》说："小儿腹痛之病，诚为急切。凡初生二三个月及一周之内，多有腹痛之患。无故啼哭不已或夜间啼哭之甚，多是腹痛之故。大都不外寒热二因。"后世一般将腹痛分为寒、热、虚、实四大类，较便于掌握。

何明顺医案

某女，7岁。2004年12月17日初诊。患儿腹部胀满疼痛年余，食后多发，脐周为重。曾服驱虫药无效。诊见间发腹痛，面黄纳呆，时发干呕，大便正常；舌苔薄白，脉沉弦。中医诊断：腹痛；西医：功能性腹痛。

【辨证】寒积内阻，脾困气滞。

【治法】温中燥湿，行气导滞。

【处方】紫苏梗9g，木香6g，槟榔9g，川厚朴9g，熟大黄6g，枳壳10g，六神曲10g，半夏9g，山楂10g，杭白芍10g，甘草6g。4剂。

二诊（2004年12月21日）：药后痛止，纳增便常。再用保和散调理。

◆ 解析

腹痛是儿科常见证候，非急腹症的功能性腹痛，大多由于感受寒邪、饮食停滞或肠道虫积引起。本案寒积内阻，脾困气滞。方中紫苏梗、木香、枳壳、川厚朴、半夏温中行气，健脾燥湿；六神曲、山楂、槟榔、熟大黄消食导滞，以降胃浊；杭白芍、甘草缓急止痛。

【引自】郝晓维. 难治性儿科病辨治与验案. 北京：科学文献出版社，2011.

◆ 读案心悟

王道坤医案

徐某，男，6岁。2004年4月3日初诊。反复发作腹痛1年。近1年多来常诉腹痛，常发于进早餐之前，部位以脐周为主。3月10日曾腹痛，晨起呕吐3次，每次发作均能自行缓解，纳差，面色少华，大便偏干，数日中有几次遗尿；舌苔薄白，脉弱。查血Hp抗体阳性。

【辨证】脾阳不振，中焦气滞。

【治法】温运脾阳，理气和中。

【处方】生黄芪15g，川桂枝3g，白芍10g，炙甘草3g，煨姜4g，高良姜4g，木香5g，槟榔10g，香橼皮6g，柴胡5g，白术10g，焦山楂10g，焦神曲10g。每日1剂，水煎分3次口服。7剂。

二诊：近几日腹痛未作，大便干，2～3天1次，寐中有遗尿，食欲差，食量少。治以前出入，增温肾固脬之品。原方白芍改为12g，炙甘草易生甘草，去煨姜、高良姜、木香、香橼皮、柴胡、白术，加制香附6g，煨益智10g，煅龙骨15g，煅牡蛎15g，怀山药15g，桑螵蛸10g，枳壳10g。7剂。

三诊：本周夜间未曾尿床，腹痛未作，食量少，不肯进蔬菜，大便2～3天1次，面色黄；舌质淡、苔薄白。证候较前好转，继以前法出入。上方去制香附、枳壳，加陈皮3g，莱菔子10g。

四诊：腹痛未作，大便日行质稠，唯见食欲欠佳，食量较小，本周有2次遗尿，面色欠华。为脾阳不振，运化失健之候，治予温运脾阳，继续巩固治疗，加减服用20剂。

名医小传

王道坤教授，山西和顺县人。1967年毕业于北京中医药大学中医学专业，现任甘肃中医学院教授，研究生导师，享受国务院政府特殊津贴。他自幼聪颖好学，从教经验丰富，对中医之伤寒流、易水、温补学派研究颇深。临床涉及内、外、妇、儿各科病症，著有《从医必读》《中医各家学说》等。曾多次获得省级和国家级科技进步奖和优秀教学成果奖。

◆ 解析

阳主煦之，脾阳不振，非指脾阳衰败，乃小儿阳气未充。脾阳不足，运

◆ 读案心悟

儿科病

名医验案解析

化失健，失于温煦，虚寒而痛。组成以黄芪建中汤和缩泉丸加减：黄芪建中汤温中补虚，缓急止痛，使脾阳得温，中虚得补，阴霾尽除，则里急得缓；煨益智、桑螵蛸、怀山药温肾固脬；煅龙骨、煅牡蛎固摄止遗，脾肾同治，以摄其尿；制香附、枳壳理气止痛；槟榔、焦山楂、焦神曲消食开胃。服药后腹痛未作，遗尿好转，大便日行，诸症改善明显，唯食欲欠佳，继予原方加减服用20剂。

【引自】李应存．王道坤诊闻经验集锦．兰州：甘肃科学技术出版社，2012.

陈宝义医案

张某，女，10岁。2005年7月20日初诊。主诉：间断性腹痛20天。患者近20天腹痛，时发时止，喜温按，腹胀，纳呆，腹胀软，无明显压痛；舌淡红、苔薄白，脉沉弦。中医诊断：腹痛；西医诊断：胃肠功能紊乱。

【辨证】中焦虚寒，寒凝气滞。

【治法】温中健脾，缓急止痛。

【处方】小建中汤加减。桂枝10g，苍术15g，干姜5g，藿香10g，鸡内金10g，焦山楂10g，葛根10g，丹参10g，杭白芍20g，炙甘草10g，大枣5枚。7剂，水煎服。

二诊（2005年7月28日）：药后腹痛腹胀减，胃纳稍增。改方为：党参15g，吴茱萸4g，神曲10g，乌药10g，生姜3片，大枣2枚。4剂，水煎服。

三诊（2005年8月1日）：服药4剂后，腹痛未作，纳增，大便成形。

◆ 解析

◆ 读案心悟

本例患儿，腹痛时发时止20天，喜温，腹胀软，舌淡红、苔薄白，脉沉弦，为中焦虚寒，阳气不振，温煦失职，阴寒内盛，气机不畅，腹中作痛。

初诊之方，用桂枝温经和营；干姜温中祛寒；杭白芍、炙甘草缓急止痛；饴糖、大枣甘温补中；丹参活血行气；葛根升阳，振兴脾气，使气机流畅，以达行气消胀之效。因此，病时值夏日，故加苍术、藿香温中散寒，化湿运脾。另加鸡内金、焦山楂健脾开胃，以促胃纳。二诊腹痛腹胀减，胃纳稍增，故采用较平和之药物。用党参益气健脾；吴茱萸、乌药温里止痛；生姜温中祛寒；大枣奏甘温补中之效。三诊腹痛未作，纳增，大便成形。

【引自】刘克丽，王孟清.儿科病名家医案·妙方解析.北京：人民军医出版社，2007.

韩 建 盟 医 案

叶某，男，3岁。1999年5月6日就诊。腹部疼痛，不思饮食，嗳气酸腐，矢气臭秽，面色苍黄暗滞；舌苔白腻，脉滑。诊断：腹痛。

【辨证】食积气滞型腹痛。

【治法】消食导滞，行气和中。

【处方】木香槟榔方。木香、青皮、陈皮、大黄各3g，槟榔、莱菔子、六神曲各6g，枳壳、香附、鸡内金各5g，黄连1g。

先用清水浸泡20分钟，再用旺火煎后，改文火煎15分钟煎2次，早晚各服1次。

予上方加减治疗，3剂，水煎服。药后腹痛缓解。效不更方，继服3剂而愈。

◆ 解析

木香槟榔方中，木香行气止痛，健脾和胃；槟榔破积下气；陈皮理气健脾，和胃止呕；枳壳理气宽胸，行滞消积；黄连清热燥湿，泻火解毒；香附升降清气，解郁止痛；鸡内金健脾胃，消食积；莱菔子消食，除胀，降气；六神曲健脾和胃，消食化滞。诸药合用，共奏消食导滞、行气和中之功。

【引自】刘克丽，王孟清.儿科病名家医案·妙方解析.北京：人民军医出版社，2007.

◆ 读案心悟

孙德光医案

程某，男，12岁。住院日期：1975年10月4日到10月10日。近2年来，患儿有时自觉上腹部痛，时吐酸水。近1年来腹痛加重，经常痛，多在饭前重，无明显饥饿感，一般饭后即大便，但为正常便。面部轻度水肿，上腹部胃区有轻压痛；舌苔微黄稍腻，上腭淡白，脉弦紧。

【辨证】寒湿互滞。

【治法】温中和胃，行气止痛。

【处方】建神曲9g，丁香1.5g，茴香6g，砂仁6g，草豆蔻6g。

二诊：服上方药2剂后，胃未痛，未吐酸水，每日大便2次，稍稀，隐血阴

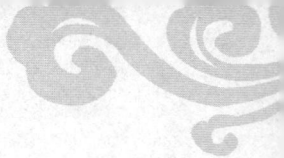

性，腹部压痛较前减轻；上腭前微紫，腭后淡黄，舌质淡、苔薄黄稍腻。继用原方3剂。

三诊：服上方药后，胃痛及吐酸症状均消失，腹部无任何不适，仅大便稍稀，带药出院。

◆解析

《诸病源候论·腹病诸候》曰："久腹痛者，脏腑虚而有寒，连滞不歇，发作有时，发则肠鸣而腹绞痛，谓之寒中。"

此证为胃气虚寒，湿寒同性，湿从寒化，致有寒湿互滞，食积不化，而成腹痛，面部轻度水肿，故宜温中和胃，行气止痛。

【引自】崔应珉，王淼，沈芳芳. 中华名医名方薪传·儿科病. 郑州：郑州大学出版社，2009.

◆读案心悟

赵心波医案

单某，男，6岁。满腹作痛数月，脐周为甚，时轻时重，偶有嗳气，大便调，小溲黄，曾有排虫史，经驱虫药等治疗，腹痛不减；舌淡、无苔，脉沉缓。

【辨证】寒湿郁阴，气滞作痛。

【治法】调气散郁止痛。

【处方】川楝子10g，台乌药6g，广木香2.4g，川郁金6g，香附6g，姜黄10g，桃仁泥5g，川厚朴6g，焦三仙（焦山楂、焦麦芽、焦神曲）6g，炮姜3g。

服药3剂，腹痛停止，未再发作，又以3剂巩固之。

◆ 解析

◆ 读案心悟

赵老认为，儿童腹痛以功能性为多见，而引起的病因复杂多变，突然疼痛常因乳食不洁，暴饮多食引起。时常疼痛常因多虚多寒、多气血郁阻，使气机壅塞不畅，脾胃升降失职，并寒伤中阳，脾运失调，引发腹痛阵作。本例考虑为气滞寒凝，故以调气散寒，则通而不痛，大抵久痛不止，以寒凝气滞为多，故治常以温散辛通为主。

【引自】朱音. 近代国医名家经典案例·儿科病证. 上海：上海科学技术出版社，2011.

汪受传医案

吕某，男，5岁。2003年10月9日初诊。主诉：腹痛1周。现病史：外院诊断肠痉挛，予服止痛及抗生素药疗效不显，故转中医诊治。现腹痛每天作，时在胃脘部，时在脐周，食欲佳，多汗，大便偏硬。查体：胃、肠腔轻度充气，无液平及胀气。咽不红，扁桃体不肿大，心肺（-），剑突下压痛（±），脐周压痛（±）；舌质略红、苔薄微黄。中医诊断：腹痛；西医诊断：急性胃炎。

【辨证】中焦气滞，胃热内蕴。

【治法】湿中理气，清胃止痛。

【处方】炙黄芪10g，川楝子3g，白芍10g，甘草3g，延胡索10g，公丁香3g，槟榔10g，青黛10g，川黄连3g，煅龙骨、煅牡蛎各15g，瓜蒌仁10g，制香附5g，淡吴茱萸3g。7剂。

二诊：腹痛减少，2～3天发作1次，矢气多，大便日行、成形；舌略红，苔薄黄。辨证为胃热内蕴，中焦气滞。前方出入，寒温兼用施治。

【处方】炙黄芪15g，川楝子10g，白芍10g，甘草3g，煅龙骨、煅牡蛎各15g，公丁香3g，制香附5g，川黄连3g，青黛（包）10g，延胡索10g，淡吴茱萸3g，牡丹皮10g。7剂。胃痛缓解痊愈。

◆解析

故予丁香、制香附、淡吴茱萸散寒调理气机止痛；川楝子、延胡索行气止痛。该小儿大便偏硬，舌质略红，苔薄微黄，均系脾胃积热。汪老认为小儿如过食油腻厚味，致食积停滞，郁积胃肠，积滞日久化热，致肠中津液不足，致燥热闭结，传导之令不行，致腹痛便硬，故予川黄连、青黛清泻脾胃积热，并予槟榔消积止痛。而多汗系气阴不足之象，故予黄芪、白芍、煅龙骨益气养阴敛汗。初诊7剂药后症状明显改善，二诊在前方的基础上，加牡丹皮以清热凉血、活血散瘀。诸药合用达到调畅气机，疏通经脉，清热止痛，腹痛不复。

◆读案心悟

【引自】万力生.汪受传儿科临证医论医案精选.北京：学苑出版社，2008.

第十章　腹泻

　　小儿腹泻是临床表现以腹泻为主的胃肠道功能紊乱综合征。根据病因的不同，可分为感染性和非感染性两类。小儿腹泻是婴幼儿时期的常见病。发病年龄多在2岁以下，其中较多发生于周岁以内，是威胁婴幼儿身体健康的常见疾病。

　　婴幼儿易发生腹泻，是由其生理特点决定的。婴儿时期是人的一生中生长发育最快的时期，这一时期所需的营养素最多，婴儿每天要喂食6～7次才能满足其生长发育的需要，因此，消化道负担很重。而婴幼儿的消化系统发育不成熟，胃酸浓度低，抗感染能力差，消化酶的分泌量少且活性低，肠道的有益菌群也未建立起来。此外，婴幼儿血液中的免疫球蛋白也较成年人低。所以，如果喂养不当或感染了细菌、病毒，就很容易造成消化功能紊乱，引起消化不良或感染性腹泻。

胡天成医案①

吴某，男，2岁。体质素壮，食量较大，近因恣食厚味，重伤脾胃，以致食积不化，上腹痛（拒按），哭闹即泻，日数行，质稀，味如败卵；嗳噫食臭，温温发热；舌苔黄厚，脉滑实。

【辨证】伤食泄泻。

【治法】消食导滞，运脾和胃。

【处方】整枳壳1枚（先入煎，后开水磨汁冲服），焦山楂6g，炒麦芽6g，连翘4.5g，莱菔子3g，茯苓6g，炒薏苡仁6g，炙鸡内金（研末和服）2.4g，通草2.4g，干荷叶1角。1剂。

二诊：药后矢气频频，泻虽减而腹部胀甚；舌苔黄腐，脉仍滑实。示宿食业已下行，应因势利导，化滞通腑，勿谓泻不宜通也。

【处方】焦山楂9g，炒牵牛子3g，共研细末（过筛），米汤加糖（适量）调如糊状，顿服。

三诊：药后得厚便2次，中有完谷未化，量多，其气酸臭，午后泻止，热退，腹软，腐苔尽退，今宿食已去。脾胃初和，仍宜健胃和中，处以健脾丸30g，每次5g，每日2次，开水化服，并嘱节制饮食可矣。

名医小传

胡天成，四川省眉山市人。出身于中医世家，受家庭熏陶，耳濡目染，立志学医。1967年毕业于成都中医学院医疗系，1973年调入本校附属医院，从事儿科临床医疗、教学和科研工作。先后任儿科副主任，成都中医药大学附属医院副院长等职。1992年任中医儿科硕士生导师，1998年任博士生导师，享受国务院政府特殊津贴。

◆ 解析

伤食泄泻，病因是食阻中焦，脾不能运，因而消食运脾就成为治疗本病的大法。上例一

◆ 读案心悟

儿科病
名医验案解析

诊用磨枳壳、山楂、麦芽、莱菔子、鸡内金皮、荷叶运脾助消化、连翘散结清热、茯苓、薏苡仁、通草健脾利水。二诊因宿食下行，乃投山楂、牵牛子降胃以升脾，是宗《金匮要略》宿食在下当用下法之旨。三诊运用资生健脾丸以固脾胃，是深得治泻之要也。

【引自】赵建新，邓国兴，田勇. 儿科名家医案精选导读. 北京：人民军医出版社，2007.

胡天成医案②

曹某，男，1岁。初诊：3个月来纳差，腹泻日1～2次，伴有不消化食物。近来面黄身瘦发枯，饮食仍不佳，便次增多日达5～6次，色黄，水样便；指纹隐伏，舌无苔。

【处方】党参6g，茯苓6g，白术10g，怀山药10g，炒鸡内金10g，神曲10g，使君子10g，雷丸6g，甘草3g。

二诊：服药2剂，腹泻止，大便成形，但尚有不消化样物，饮食仍差，汗多；舌净，指纹淡。再拟前法加减。

【处方】使君子10g，炒白术6g，云茯苓10g，党参6g，炒鸡内金10g，炒麦芽6g，猪苓6g，雷丸6g，神曲10g，大枣4枚。共服药7剂，病痊愈。

◆解析

小儿腹泻常由肠道功能紊乱所致，故临证详辨寒热虚实是治疗腹泻的关键，本例由饮食不节、伤及脾胃所致，故以健脾为主，佐以渗湿消导，收到满意的效果。

有低热时，可加紫苏叶3g以祛邪疏表；

◆读案心悟

大便黏液或黏胨多者，仅焦山楂导滞力薄，可加用大黄炭3g以助其除滞之力；湿热并重而见身热较高、便泻次数多者，加用败酱草10～15g，生薏苡仁20g；若吐泻频繁，眼眶及囟门凹陷、睡卧露睛、精神萎靡、腹部凹陷，属耗伤阴液之象，应急予固敛津液，并频频服食米汤以充液；如哭声低弱、口唇周围发绀、四肢发凉，或见惊厥等阴竭阳脱之证，治宜益气生津、回阳救逆固脱，选用清暑益气汤，或生脉饮；发热加用局方至宝丹或安宫牛黄丸。

【引自】崔应珉，王淼，沈芳芳.中华名医名方薪传·儿科病.郑州：郑州大学出版社，2009.

孔光一医案

郭某，男，8个月。初诊：2008年11月10日。主诉：腹泻2周。家属代诉半个月前患儿因受凉后出现发热，体温37.7℃左右，2天后周身起疹，色红，疹起2天自行消退，热亦退。继而出现腹泻，日行6～7次，食后即泻，排泄物色绿，夹未消化乳块及辅食。经服中西药物治疗，效不佳，仍腹泻。现症：大便稀溏，色黄，夹有未消化乳块及辅食，每日排便6～7次；舌淡红、苔薄白腻，脉濡滑。中医诊断：小儿腹泻，证属脾虚失运，湿热积滞。病因霜降前后调养失宜，感受风寒，小儿体属纯阳，寒邪入里从化为热，虽得疹出

名医小传

孔光一，男，汉族，北京中医学院教授，祖籍江苏省，1958年毕业于江苏省中医进修学校，现从事中医专业。1986年被人事部批准为有突出贡献的中青年专家。擅长儿科呼吸系统、消化系统的疾病治疗，对反复发热，咳嗽、消化不良已有满意疗效。全国首批师带徒的儿科专家之一，长期在医疗、教学一线，兢兢业业，深受广大患者好评。

发泄而余热未尽，内陷于里，小儿脾常不足而不耐邪侵，脾虚失运，水反为湿，谷反为滞。

【辨证】湿与热合，清浊相混，下走肠道故发为泄泻。

【治法】清热燥湿，理气健脾，消食和胃。

【处方】葛根4g，苍术5g，木香3g，黄连3g，炒山楂6g，甘草3g，茯苓8g，连翘8g，紫苏梗6g，陈皮3g，黄芩5g，板蓝根6g。4剂，水煎服。2日1剂。

医嘱：饮食宜清淡，忌食海味、羊肉等发物。嘱其母服用柴胡冲剂，每次1袋，每日2次；藿香正气胶囊，每次2粒，每日2次，同服3日。

二诊（2008年11月18日）：便软，日行1～2次；苔腻减，脉滑。前方去陈皮、苍术，加厚朴6g，白术5g。6剂。

三诊（2008年11月25日）：便软，2日1行，量多；舌淡、苔薄白，脉滑。前方加炒栀子4g，陈皮4g。5剂。

四诊（2008年12月2日）：大便成形，每日1行。守前方继服5剂，调理善后。

◆ 解析

小儿脏腑柔嫩，脾胃薄弱，且寒温不知自调，饮食不知自节，往往易为外邪所侵，饮食所伤，而致脾失健运，清浊相干而见腹泻诸症。本案因外感风寒，入里化热，虽得表散而未彻，内陷损伤脾胃，运化失司，湿热相合，下迫肠腑而致泄泻。治宜健脾燥湿清热为法，方用葛根芩连汤加减；药用葛根清热生津，升阳止泻，兼散表邪；黄连、黄芩清热燥湿；陈皮、紫苏梗、木香、苍术燥湿健脾，理气和胃；炒山楂消食导滞以助脾运；连翘、板蓝根清热解毒；茯苓健脾渗湿；甘草和中兼调

◆ 读案心悟

诸药。二诊湿热渐除，故去温燥之苍术，以下气消滞之厚朴易陈皮，加甘温之白术，以加强健脾消积之功。三诊大便隔日1行，乃余热未尽之象，故加炒栀子以清余热，加陈皮以顾护脾胃。四诊诸症向愈，故守前方续服以巩固疗效。

【引自】贺兴东. 当代名老中医典型医案集·儿科分册. 北京：人民卫生出版社，2014.

王祖雄医案

唐某，男，5岁。患慢性腹泻，经常反复发作已有1年余，发作时常服土霉素、小檗碱等药物，一时泻止，但未有根治，饮食稍不注意即复发。1990年9月求诊。其母代诉：患儿近日多食鱼肉，又患腹泻2日，每日泄泻3次以上，多为不消化食物残渣及水分，兼有嗳气、呕吐、厌食、腹胀等症状。

【辨证】饮食不化之腹泻。

【治法】健脾益气升清，消食导滞。

【处方】北沙参6g，炒白术6g，茯苓9g，炙甘草3g，陈皮6g，砂仁3g，炒谷芽、炒麦芽各6g，鸡内金5g，荷叶3g，煨诃子3g。每2日1剂，不拘时服。

遂以上方加减治疗。服药2剂即泻止，再服药1剂而食欲增。以后又以五味异功散加砂仁，按小儿慢性腹泻方之用量，嘱患儿家长每周给患儿2剂服用以善后，共服药8剂，患儿即纳食正常，体力恢复，腹泻亦未再发作。

◆ 解析

治疗小儿腹泻，王老强调应以健脾益气升清为主，消食导滞为辅，决不可本末倒置而纯

◆ 读案心悟

用破积攻伐之品，以免伤其正气。又因小儿慢性腹泻属久病体虚，故药量不宜过重，并应该服药物1周以上，缓慢调理善后，方奏全功。此外，应嘱患儿家长，一定要让患儿饮食有节，除正餐外，少吃杂食为宜。方中北沙参、炒白术、炙甘草健脾开胃；炒谷芽、炒麦芽、鸡内金消食导滞；荷叶、诃子升清止泻。全方健脾益气升清为主，消食导滞为辅，适用于治疗3~7岁小儿，每因饮食不节而患腹泻，解便多为食物残渣及水液，连年不愈，并伴有腹胀、消瘦、乏力、面色无华等症。如见嗳气、腹胀、呕吐较甚者，加法半夏6g，厚朴5g。

【引自】吴大真，刘学春，王光涛，等.现代名中医儿科绝技.北京：科学技术文献出版社，2003.

李建平医案

王某，男，7岁。2003年4月6日就诊。腹胀满、泄泻已6月余，诊断为迁延性腹泻。经中西医治疗取效不显，肠道钡剂检查未见器质性病变，考虑"小儿过敏性肠炎"。刻诊：腹部胀满疼痛，矢气频作，大便质稀，每日4~5次，泻下溏薄夹黏液不爽，食纳不香，日见消瘦，下腹有压痛，口干欲饮；舌边红、苔白，脉弦。

【辨证】肝郁气结，肝气犯胃，上热下寒。

【治法】抑肝温脾，温清并用。

【处方】乌梅丸加减。乌梅10g，桂枝6g，佛手10g，川黄连3g，川黄檗3g，白头翁20g，白豆蔻10g，白术10g，茯苓10g。每日1剂，加水500mL浓煎至250mL，分早、晚2次服用。

二诊：服上药5剂腹部胀满大减，大便已成形。再诊服上药15剂已基本痊愈。

本例患儿腹胀、腹泻6月余，历经中西医治疗，或补或消，或寒或热，皆收效甚微。根据小儿症状及舌苔、脉象，辨证为肝气犯胃，脾虚不运，肝气上亢而上热，脾气虚而下寒，以致寒热错杂，腹泻久治不愈，治宜温清并用。乌梅丸有抑肝和胃理脾、调整上热下寒之功；方中乌梅、白头翁、佛手平肝，抑制肝气上逆；黄檗、黄连苦寒清胃和胃，使胃气下降；桂枝温经祛寒；白豆蔻、白术、茯苓理脾健脾，使清阳上升。全方治疗针对病机，取效显然。

【引自】赵建新，邓国兴，田勇.儿科名家医案精选导读.北京：人民军医出版社，2007.

于作洋医案

李某，男，5岁。2003年8月15日就诊。患儿感冒后腹泻，始如水样，下利无度，夹少许黏液。大便常规：白细胞（＋），未见巨噬细胞。经治疗感冒已愈，唯腹泻仍作，每日5～6次。夹白胨如鱼脑，目眶下陷，纳谷不香，腹不胀，小便清长；舌淡、苔净，脉细。诊断为小儿迁延性腹泻。

【辨证】余邪未清，肠失固摄。

【治法】涩肠固脱，佐以清热。

【处方】桃花汤加减。赤石脂30g，煨诃子5g，焦白术10g，白芍10g，茯苓15g，黄连3g，木香5g。每日1剂，加水500mL浓煎至200mL，分早、中、晚3次服完。

加强饮食护理，少量饮食，忌油腻、厚味之品，调理15剂乃愈。

◆ 解析

本例患儿病后体弱，加之调治失宜伤及脾胃，以致久泻不止。《伤寒论》曰："少阴病，下利，便脓血者，桃花汤主之。"成无己注："少阴病下利便脓血者，下焦不约且寒也，与桃花汤固下散寒。"该方主药为赤石脂，酸涩甘湿。《本草秘录》："赤石脂，凡有溃烂，收口长肉甚验……病有泄泻大滑者，非此不能止。"李时珍亦谓此药有"补心血、生肌肉、厚肠胃、除水湿及脱肛，治冷痢腹痛下白脓如鱼脑"等。现代药理研究表明，赤石脂含硝酸铝与钙、铁、锰、锌等氧化物，内服能吸附消化道内有毒物质，保护肿胀胃肠黏膜且涩肠止泻。煨诃子增加收敛固脱之功；焦白术、白芍、茯苓和肝理脾。又"新泄为实，久泻为虚"，但亦应"知其常而达其变"。故虽久泻，不可误认为是虚证，而乱食温补；虽为久泻，湿滞仍有，佐以黄连、木香除湿化滞。

【引自】赵建新，邓国兴，田勇. 儿科名家医案精选导读. 北京：人民卫生出版社，2007.

◆ 读案心悟

洪 霞 医 案

岳某，女，1岁。2003年5月20日就诊。初诊：患腹泻近半年，时轻时重，大便有黏液，时有不消化食物，体重不增，牛奶喂养，辅食为米粥和菜泥。查体：面色萎黄，身体消瘦，舌质淡、苔薄白，指纹淡红。

【辨证】久泻脾虚。

【治法】补脾养胃。

【处方】七味白术散为主，合以五味异功散及理中汤化裁。茯苓6g，泽泻6g，炒陈皮6g，白术6g，太子参6g，葛根6g，炒麦芽8g，乌梅6g，广木香3g，藿香6g，炮姜3g，炙甘草3g。

二诊（2003年5月24日）：服上药3剂，大便每日1～2次，便溏，进食不香，倦怠，继以调理脾胃为主。方以太子参10g，白术10g，茯苓10g，陈皮6g，莲子肉10g，炒神曲6g，山楂6g，藿香6g，炙甘草3g。

三诊（2003年6月3日）：服上药6剂，腹泻止，食纳稍增，继以婴儿健脾散善后调理。

◆ 解析

本方中藿香芳香化湿，理气和中兼解表；白豆蔻芳香化湿，利气宽胸，畅中焦之脾气以助祛湿；厚朴去湿消滞；制半夏理气和胃止吐；茯苓、生薏苡仁健脾运湿以止泻；泽泻淡渗利湿以实大便；黄芩、黄连清热燥湿，用炒黄连以避此药太过苦寒而伐胃；石榴皮、诃子味酸涩以涩肠止泻。首诊用药重在补脾养胃健运止泻；二诊继用补脾助运之异功散加味调治而收效明显；三诊以健脾丸调理善后，以巩固疗效。由此可见洪霞老师治疗腹泻，层次井然，不求速效，贵在缓求固本之经验，实为我等后学效法。

【引自】贺兴东. 当代名老中医典型医案集·儿科分册. 北京：人民卫生出版社，2014.

◆ 读案心悟

罗笑容医案

郝某，男，3个月。初诊：1996年1月6日。患儿因腹泻、发热2天入院治疗，住院后给予输液（抗生素）并口服补液，经治5天未效，故请中医会诊。现症见腹泻每天5～10次，水样便，伴有发热，体温38.5℃，无汗，尿清，鼻流清涕，不思乳食，腹胀，手足稍发凉，面色黄白；舌质淡红，舌苔薄白、中根略厚，脉浮滑，指纹红。

【辨证】内伤乳食，外感时邪，协热下利。

【治法】疏表达邪，清吐止泻，调理脾胃。

【处方】薄荷叶6g，佩兰叶10g，防风5g，葛根6g，苍术6g，滑石6g，甘草6g。水煎服，3剂。

服药后手足见温，头身微汗，体温已正常为37℃，大便每天1～2次，见稠，纳食仍差，腹按之软。此表邪已解，里尚不和。于前方减薄荷、葛根升表之药，加生谷芽6g，以和胃气，继服2剂而愈。

◆ 解析

本证为婴幼儿常见的一种泄泻类型，俗称"停食着凉"。欲解表里失和的泄泻，用薄荷、佩兰叶、葛根、防风，二辛凉、二辛温，合则性平，疏肌表，升陷除湿止泻；用滑石、甘草清化利尿；苍术辛燥香窜，既助表药达邪，又和中理脾化湿止泻。此例患儿滞食不重，初以治表疏邪为主，使表解里自和，故未加用化滞之品，恐表陷而泄泻加重，导致伤津脱液。再诊时有微汗，此表已解，泄泻见减轻，但食欲缺乏，脾胃运化功能尚未恢复，故加用生谷芽生发胃气而收功。

【引自】贺兴东.当代名老中医典型医案集·儿科分册.北京：人民卫生出版社，2014.

◆ 读案心悟

汪受传医案

李某，女，5个月。初诊：2002年10月14日。父母代诉：腹泻1月余。现病史：入院时已泄泻8天，发热，恶心，呕吐，泄泻，每天10余次，稀水样便夹奶瓣、黏液，味臭秽。入院后，予去湿清肠剂治疗，热退而泄泻迁延1个月不愈，曾加用纯阳正气丸、推拿、西药抗生素等，均无效。现便稀如水，夹奶瓣等不消化物，便前不哭闹，小便色清。查体：精神萎弱，咽稍红，心肺（-），腹软，脱水征不显，皮肤弹性稍差；舌红，舌质淡，舌苔薄腻。中医诊断：泄泻；西医诊断：婴幼儿腹泻。

【辨证】 脾阳受损。

【治法】 温运脾阳。

【处方】 炮姜、肉桂各3g，丁香1.5g，益智、炙诃子、苍术、白术各10g，煨木香5g。2剂。

第3天起，便次渐减，粪质稠。守方1周，泄泻止，粪质调，精神、食欲转佳，痊愈出院。

◆ 解析

汪老认为，脾喜温而恶寒，中土虚寒，阳气不振，失于蒸腾鼓动，水谷无以腐熟转输，故见上述诸症，治当温运脾阳，驱阴寒之气。方用附子理中丸，常用炮姜、肉豆蔻、草豆蔻、砂仁、益智、附子等。本方共由7味药组成。用于脾胃虚寒证。症见脘腹冷痛、呕吐泄泻、手足不温。方中肉桂、炮姜大辛大热，温中散寒共为主药；丁香、益智甘温入脾，补气健脾为辅药；白术、苍术健脾燥湿为佐药；木香、诃子缓急止痛，暖

◆ 读案心悟

胃为使药。全方合用，可使寒气去，阳气复，中气得补，共奏温中健脾之功。

【引自】万力生.汪受传儿科临证医论精选.北京：学苑出版社，2008.

⚫刘⚫弼⚫臣⚫医⚫案

王某，女，1岁。初诊：腹泻3个月，先后2次住某院共两个半月。出院后仍大便每日7～8次，溏薄不化，周身肌肉不丰，面色萎黄不泽，口干少津，小溲短赤；舌淡、无苔，指纹淡紫。考虑湿热内郁。

【辨证】脾失健运，久泻不止。

【治法】健脾利湿，清热分泻。

【处方】云茯苓10g，车前子10g，诃子肉5g，分心木3g，焦麦芽6g，焦槟榔5g，黄芩5g，木通3g，泽泻6g，川黄连1g。定搐化风锭2/3丸，每日服3次。

二诊：服药2剂，腹泻止。1周后复感风寒，饮食失调，腹泻复发，日2～3次，指纹淡紫。仍宗前方化裁。

【处方】云茯苓6g，木通3g，焦麦芽6g，诃子肉3g，怀山药10g，黄芩5g，神曲6g，陈皮3g。定搐化风锭2/3丸，每日服3次。药进2剂，腹泻停止。

◆解析

婴幼儿腹泻属中医学"泄泻"范畴，是以大便次数增多、粪质稀薄或如水样为特征的一种婴幼儿常见病，一年四季均可发生，以夏秋季节发病率为高。本案腹泻3个月，完谷不化，日行7～8次，面黄肌瘦，口下津少。用本方2剂即止。继而复感风寒，饮食失调，重复作泻，原方去川黄连之苦寒收敛，泽泻、车前之利尿逐湿，增加健脾益胃之山药、神曲、陈

◆读案心悟

皮，因之继服2剂，病去即愈。

【引自】于作洋. 中国百年百名中医临床家丛书·刘弼臣. 北京：中国中医药出版社，2001.

宋祚民医案

刘某，男，半岁。于1995年4月20初诊。患儿近1周来腹泻，恶心，大便色黄如水样，伴有奶块及黏液，每日行7～12次。尿黄较少，肚腹胀满，肠鸣，纳食不香。经服药及输液未效，后改服中药。现症见精神欠佳，面黄失泽，大便状如蛋花样，兼有黏液奶瓣，色淡黄，日行10余次，尿少；舌质红，舌苔中心白厚略腻，指纹紫，脉滑数。

【辨证】内蕴湿热，脾胃失调。

【治法】清热利湿，调理脾胃。

【处方】自制止泻散。藿香10g，苍术4g，云茯苓10g，北防风6g，乌梅6g，焦山楂3g，炒白芍6g，炙甘草6g。

水煎服，3剂，每剂煎2次，每次20分钟，取药液120mL，分4次温服，6小时1次，昼夜兼服。令其暂停止乳食，给予米汤代水及奶食。

服上方1剂后，大便次数明显减少，一昼夜5次，奶瓣黏液见少，后2次略见稠。服完3剂药后，精神转佳，尿见清亮亦多，有进食要求，即减少1次米汤，给喂1次奶，逐渐减汤增奶。又于原方加生薏苡仁10g，增强健脾化湿之力。继服2剂，药后泄泻基本停止，停药观察。

◆ 解析

◆ 读案心悟

本例为湿热泄泻，多发于夏秋之季，常因乳食喂养不当，或饮食不洁与失节，导致湿热蕴结，阻滞脾运，清浊相干，脾胃失调，导致泄泻。止泻散采用痛泻要方、神术散、芍药汤三方之精华，如藿香芳香化湿祛浊，既通表又和里，振奋脾阳止泻；苍术燥湿健脾，辛香化浊；茯苓甘淡，益脾渗利，分别清浊，使水液从小便排出；防风除湿止泻，且风能胜湿，开散透表；焦山楂消油滞肉积，可化奶瓣而导黏浊；乌梅祛暑生津，敛肺涩肠；白芍、甘草和阴止痛以缓脾急。服药后如泄泻已止，但2～3日不大便，切不可使用通下药，以免伤及胃气，遗患无穷，待胃气复，其便自行。如食欲缺乏，亦不可强行给食，以免复作泄泻。

【引自】刘晨涛. 儿科专家卷·宋祚民. 北京：中国中医药出版社，2012.

陈宝义医案 1

高某，女，3岁。2004年6月22日初诊。主诉：腹泻15天。15天前腹泻，大便每天4～5次，泻下急迫，量多，无黏液，无便前腹痛，不吐，胃纳可，小便尚可，曾单用白术散、葛根芩连汤等治疗无效。精神反应好，皮肤弹性好，腹软，肠鸣音活跃，肛门周围红赤；舌红、苔薄黄，指纹紫滞。中医诊断：湿热泻；西医诊断：婴幼儿腹泻。

【辨证】湿热中阻，脾失健运，湿滞并走大肠。

【治法】清热化湿，和中止泻。

【处方】葛根芩连汤加味。葛根5g，黄连5g，黄芩10g，干姜4g，云茯苓10g，苍术、白术各10g，寒水石20g，防风10g，白芷10g，六一散10g。2剂，水煎服。

二诊（2004年6月25日）：服药后，大便质较稠，夹有稀便，无稀水，无泻下急迫，每日3～4次，余症平和。此为湿热之余邪留于中焦，脾失健运，清浊不化。上方加藿香10g，车前子10g，神曲10g。3剂，水煎服。

三诊（2004年6月28日）：药后大便呈软便，每天2次，余症平和。故停药。

◆ 解析

◆ 读案心悟

《素问·至真要大论》曰："暴注下迫，皆属于热。"《杂病源流犀烛·泄泻源流》说："是泄虽有风、寒、热、虚之不同，要未有不源于湿者也。"从本病泻下急迫，量多，肛周红赤，舌红、苔薄黄，指纹紫滞，可看出本病为湿热困于脾胃，脾失健运，清浊不分而致泄泻。

初诊之方，葛根生津升阳；防风、白芷疏利气机，使脾气振兴，气机流畅，转枢恢复；黄连、黄芩苦寒燥湿泄热，澄本清源；因此证发于夏季，故加六一散，解暑清热利湿；苍术燥湿利湿；寒水石清热利湿，兼具健胃止泻之效；此泄已半个月余，脾胃受损，故加云茯苓、白术健脾祛湿。另加一味干姜，此为佐药，起助运化湿之效，并可防芩连等药苦寒伤中，为本方的一个特点。此方共奏清热化湿、健脾和中之效，以攻邪为主，兼以扶正，治疗本病虚实夹杂之证。

二诊便次和便质均有改善，已无泻下急迫，但仍有稀便，湿热之余邪留于中焦，胶着难去，故加藿香芳香化湿；车前子淡渗利湿；另加神曲运脾消食和胃。三诊诸症基本消失，故停药。

此证为湿热之邪困于中焦，脾失健运，以实为主的虚实夹杂之证，治疗时要以清热化湿为主，兼以健脾和胃之法，攻补兼施，使邪去而脾复运化。

【引自】贺兴东. 当代名老中医典型医案集·儿科分册. 北京：人民卫生出版社，2014.

陈宝义医案 ②

田某，女，6个月。初诊：2009年4月30日。主诉：腹泻1个月。1个月前无明显诱因出现腹泻，呈黄色稀水样，每日3～4次，多次查便常规为阴性。刻下：腹泻，粪便呈稀水样，有不消化食物，无黏液，味不大，每日3～4次，纳差，汗多，尿少，寐安。查体：精神稍弱，无脱水，心肺（－），肠鸣音正常；舌淡、苔白，指纹淡紫。此为脾虚气弱，运化失司，水谷不化，下注大肠。中医诊断：泄泻；西医诊断：迁延性腹泻。

【辨证】脾虚湿盛。

【治法】健脾利湿，固涩止泻。

【处方】钱乙白术散加减。葛根9g，白术9g，生山药9g，半夏6g，云茯苓9g，泽泻6g，苍术6g，木香6g，焦三仙（焦山楂、焦麦芽、焦神曲）各15g，白芷9g，六一散6g，石榴皮6g。4剂，水煎浓缩50mL，少量频服。

二诊（2009年5月4日）：服药3剂后，大便呈溏软便，每日1～2次，精神好转，纳增。原方减石榴皮、白芷、泽泻，加党参9g，继服3剂，以善其后。

◆ 解析

《古今医鉴》曰："夫泄泻者，注下之症也，盖大肠为传送之官，脾胃为水谷之海，或为饮食生冷之所伤，或为暑湿风寒之所感，脾胃停滞，以致阑门清浊不分，发注于下，而为泄泻也。"可见，泄泻发生的关键为脾虚和湿盛。陈宝义教授认为，在治疗小儿腹泻之时，应根据脾虚和湿盛的关系，即正邪虚实，分别采用清利、清补和补涩的方法。

本例患儿无明确感染史，病程迁延1个有

◆ 读案心悟

余，表现为大便次数增多，粪质为稀黄不消化样，无臭无味，纳差，神弱，汗多，辨证属于脾虚湿盛，不能固涩，采用七味白术散化裁为治，药仅4剂，病症即除。方中葛根、白术、山药、白芷、半夏、苍术、木香、焦三仙（焦山楂、焦麦芽、焦神曲）健运脾胃，消乳化食；六一散、云茯苓、泽泻健脾利湿，分利止泻。值得一提的是石榴皮，该药具有涩肠止泻之效，若腹泻虚多邪少、以虚为主之时，用之效若桴鼓。

【引自】贺兴东. 当代名老中医典型医案集·儿科分册. 北京：人民卫生出版社，2014.

裴学义医案 1

解某，女，4岁。2005年2月11日初诊。主诉：反复腹泻3月余。3个月前患儿无明显诱因出现大便质稀、次数多，每日4～5次，呈水样，无发热，有时恶心，汗多，纳眠可，小便不少。期间曾自服抗生素及多种西药（具体用药不详），症状时轻时重。舌淡红、苔白，脉细；腹软，无压痛，未及包块，肠鸣音亢进，大便培养为金黄色葡萄球菌。患儿脾胃虚弱，纳运乏力，故饮食不化；水谷不化，清浊不分，故见肠鸣泄泻、舌淡、苔白腻、脉滑，皆为脾虚湿盛之象。中医诊断：泄泻，证属脾气不足，湿滞中焦；西医诊断：小儿腹泻病。

【辨证】脾气不足，湿滞中焦。

【治法】补益脾胃，兼以渗湿止泻。

【处方】参苓白术散合左金丸加减。云茯苓10g，肉豆蔻4g，六一散9g，伏龙肝6g，吴茱萸1g，黄连4g，赤石脂10g，白术4g，禹余粮10g，谷芽、稻芽各10g，鲜芦根15g，明矾0.5g。7剂，水煎服，每日2次。

二诊（2005年2月18日）：大便次数减少，每日1次，质稀，纳可；舌淡红、苔白，脉细。大便培养（－）。继服上方治疗3剂。赤石脂性温、味酸涩而涩肠止泻；黄连清泻实热，有抗菌的作用，黄连配吴茱萸为"左金丸"，辛开苦降，泄肝和胃，治腹胀、吞酸、嘈杂、腹泻。

◆ 解析

　　小儿泄泻发生的原因，以感受外邪，伤于饮食，脾胃虚弱为多见。其主要病位在脾胃。因胃主受纳腐熟水谷，脾主运化水湿和水谷精微。若脾胃受病，则饮食入胃之后，由于小儿"脾常不足"，受邪则困，运化失健，水谷不化，精微不布，升降失职，清浊不分，合污下流，致成泄泻。因此，无论感受外邪或内伤饮食，都影响脾主运化的生理功能而产生泄泻，故有"泄泻之本，无不由乎脾胃"之说。2岁以下小儿发病率高，系因婴幼儿脾常不足，易于感受外邪，伤于乳食，或脾肾气阳亏虚，均可导致脾病湿盛而发生泄泻。裴老治疗小儿腹泻多从健脾渗湿着手，参苓白术散和左金丸加减治疗，用于久泻不止效佳。

　　【引自】贺兴东. 当代名老中医典型医案集·儿科分册. 北京：人民卫生出版社，2014.

◆ 读案心悟

（裴）（学）（义）（医）（案）②

　　陈某，男，9岁。2009年4月12日初诊。主诉：反复腹泻6年。患儿3岁时患痢疾，以后经常出现腹泻，大便每日2～3次，不成形，消瘦，面黄，纳食，小便正常；舌淡红、苔白，脉滑。便常规及便培养未见异常。消化道钡剂检查正常。本患儿发病初期患痢疾，以后经常腹泻，裴老认为肠胃湿热始终未除为其反复发病的原因所在。中医诊断：泄泻；西医诊断：消化不良。

【辨证】湿热中阻，迫注大肠。

【治法】清热利湿止泻。

【处方】白头翁汤合葛根黄芩黄连汤加减。秦皮10g，白头翁10g，谷芽、稻芽各10g，浮小麦30g，莲子心4g，钩藤12g，草豆蔻4g，砂仁4g，六一散10g，葛根4g，黄芩4g，黄连4g，生山药30g，橘核9g。14剂。水煎服，每日2次。

二诊（2009年4月26日）：精神好转，面色仍黄，大便已成形，每日1次；舌淡红、苔薄白，脉滑。原方继服14剂。

三诊（2009年5月1日）：精神佳，面色较前红润，大便正常。随后电话随访，患儿纳食逐渐增加，体重渐增。

◆ 解析

泄泻是由脾胃失调，引起大便稀薄、次数增多为主的病症。多由外感六淫、内伤饮食而致脾胃运化功能失常所致。古人有"湿多成五泄"之说。脾与胃互为表里，脾主升清，胃主降浊，脾胃功能失调则清浊不分而致泄泻。本患儿发病初期患痢疾，以后经常腹泻。裴老认为，肠胃湿热始终未除为其反复发病的原因所在，故健脾与清利肠胃湿热并用，祛邪不伤正，扶正不留邪。方中用苦寒专入大肠经之白头翁，清热解毒，凉血治痢，尤善清胃肠湿热和血分热毒；黄连苦寒，泻火解毒，燥湿厚肠；秦皮苦涩而寒，清热燥湿，收涩止泻；葛根主入阳明经，外解肌表之邪，内清阳明之热，并升发脾胃清阳而止泻生津。

【引自】贺兴东.当代名老中医典型医案集·儿科分册.北京：人民卫生出版社，2014.

◆ 读案心悟

第十一章　惊风

　　小儿惊风不是一个独立的病，而是在某些疾病发生发展过程中伴发的病症。一般分为急惊风、慢惊风两类。凡来势急骤，形证有余，属实属热者，统称急惊风。来势缓慢，形证不足，属虚属寒者，统称慢惊风。诊断一个惊风证，不局限于具备角弓反张、四肢抽搐的典型症状，而是在八候（搐、搦、掣、颤、反、引、窜、视）中见其一症者，即可诊断。临床常见的急惊风，大都为热性惊厥，即俗称抽火风者而言，至于颅内感染、传染病、中毒、代谢紊乱及脑髓发育不全、脑部损伤等所诱发的抽风，也屡见不鲜。

朱瑞群医案

黄某，女，1岁。2007年5月12日入院初诊。患儿发热、咳嗽、流涕多日，曾经服药治疗，症状未减。今晨高热，突然抽搐，即来院急诊，经止惊药及物理降温等对症处理，抽搐随止，但高热持续不退，收入住院治疗。体温40.2℃，烦躁，口渴，时有惊惕，精神疲倦；神志尚清，流涕，咳嗽有痰；舌红、苔白略干，咽红，脉浮滑数。

【辨证】痰火郁结，邪在卫气之间。

【治法】疏风清热。

【处方】青蒿（后下）、荆芥（后下）各5g，桑叶、钩藤、连翘、黄芩各9g，牛蒡子、板蓝根、桔梗、蒲公英各15g，甘草4g。2剂，每日1剂。

名医小传

朱瑞群，江苏省苏州市吴中区人。上海中医药大学教授、主任医师，从事中医儿科医教研工作五十余年。朱瑞群教授乃沪上名医朱少坡先生之子，祖上四代行医，皆以儿科擅长。曾任上海中医学院儿科教研室主任、曙光医院儿科主任。主要著作有《儿科学中医儿科学》《中医内儿科学》《中医儿科手册》等。

二诊：高热未退，烦躁，神疲，微有汗出，睡眠有时仍见惊惕，轻咳，有痰，少涕，大便正常，小便淡黄；唇红干，舌红、苔少略干，脉浮滑数。风温之邪，留恋气分，故高热不退，仍应慎防热极动风，再次出现抽搐之候。治以清气泄热，息风镇惊，化痰散结。药选羚羊角（代，另煎）、生石膏、干荷梗各15g，黄连、青蒿（后下）各6g，黄芩、板蓝根、海藻各10g，钩藤、蒲公英各12g，甘草、浮海石各10g。连服2剂，每日1剂。

三诊：热退，36.9℃，渴减，睡眠安分，纳可，咳疏，有少许鼻涕，大小便正常；舌略红、苔白略干，脉滑略散。身热虽退，但余邪未清，继续给予清化余热，化痰散结，以善其后。

◆ 解析

本例为感受风温时邪，传变息骤，从表入里。滞留肝经，郁而化火，外风引动内风，风火相煽，惊厥抽搐随之发生。小儿肝常有余，脾常不足，易为痰热内伏，郁而成结。基于上述机制，治之以疏风清热，息风镇惊，继则清气泄热，佐以化痰散结。药中病根，如鼓应桴，可见明晰机制，疗效良佳。

【引自】崔应珉，王淼，沈芳芳. 中华名医名方薪传·儿科病. 郑州：郑州大学出版社，2009.

◆ 读案心悟

汪 受 传 医 案

陈某，女，1岁4个月。2009年8月12日初诊。患儿发热2天，面红目赤，烦渴。曾经当地医院治疗，诊为上呼吸道感染，肌内注射过阿尼利定（安痛定）及口服布洛芬等药，身热未减，夜烦口渴。入院当日早晨突见双眼窜视，手足抽搐，喉间痰鸣，即抱来我院急诊。来诊时抽搐已止，壮热，体温39.4℃，面红、目赤，烦躁不安，间有惊惕，唇红口渴，喉间痰鸣，大便秘结，小便短赤；舌边红、苔黄稍干，脉弦滑效，指纹紫滞。家长不愿住院，故暂给予门诊治疗。

【辨证】肝胆火旺，肝风内动。

【治法】平肝降逆，息风止痉。

【处方】龙胆泻肝汤加减。龙胆、栀子、大黄（后下）各6g，黄芩、天竺黄各7g，柴胡5g，甘草3g，羚羊角2g（代，另煎和药兑中），钩藤9g，杭菊花8g。进2剂，上、下午各服1剂。

另给紫雪散，即分2次冲服，间隔3小时服1次，并嘱其注意观察护理如有变化，即来急诊。

二诊：身热减退，体温37.8℃，有汗出，睡眠安静，面目红赤亦减，不渴，大便已通，先硬后稀，便尚见短赤，神情安静，喉中已无痰鸣；舌边略红、苔淡黄，脉滑数，指纹色蓝稍紫。病减近半，仍守原方去柴胡、大黄、竺黄，加滑石，进1剂，嘱其药渣下午再煎服。

三诊：身热退，体温36.4℃，精神爽利，纳佳，不渴，指纹淡蓝。病已趋愈，拟再给清化、养阴和胃，以善其后。

【处方】黄芩、淡竹叶各6g，杭菊花、白芍各8g，甘草3g，谷芽12g。进2剂，每日1剂。

◆解析　～～～

◆读案心悟

本例为肝胆火旺，火随气窜，横逆络道，肝风内动，因而壮热抽风随之发生，乃实热之应。按中医理法"实者泻之，热者清之"，故选用泻肝胆实火之剂，以龙胆泻肝汤加减，龙胆是专泻肝胆实火的主药，与栀子、黄芩相配合，清热泻火之力更强。臣以羚羊角（代）、钩藤、菊花、天竺黄清热平肝，息风解痉。柴胡入肝、胆、心包三焦四经，有发表和里，退热较速，助以大黄荡涤大肠，使燥屎通下，釜底抽薪。清利小便，二便通利，邪有出路，热自缓解。原方尚有当归、泽泻、生地黄、车前诸药，但于本证不宜，均应删之。本例之所以能收较为满意之效，主要在于明晰病机，辨治正确，方药配伍适宜，既循于古，又不据于古，灵活运用，故而疗效较佳。

【引自】万力生.中医儿科临证治要.北京：学苑出版社，2012.

何世英医案

梁某，男，3个月。初诊：1975年3月11日。患儿曾发热、呕吐、大便溏，每日行3次。3日后发现两目斜视，口喎，双手握拳，颤抖抽搐，于3月16日前来门诊。患儿面色青白，太阳穴部青筋暴露，不热，两眼时时上翻，手指抽动，吮乳不利，大便未见，尿清；舌淡红、苔薄白，指纹淡紫，脉细。

【辨证】气阴两伤，素体本弱。

【治法】健脾柔肝，固摄气阴。

【处方】生龙骨12g，生牡蛎12g，天麻3g，钩藤10g，宣木瓜10g，建莲肉10g，炒白芍6g，甘草1.5g。

服3剂后复诊，患儿两目已不上翻，手抽亦止，但仍嗜睡，精神不振，略进乳食，大便未行，小便清；脉细，舌质淡。再拟前方加炒白扁豆10g，砂仁2g，继服3剂后，患儿精神见佳，睁眼视物，大便日行1次，成形，尿微黄，舌唇略现红色，脉细。再拟上方加石斛6g，继服3剂。药后痊愈，追踪5年未再复发。

◆ 解析

◆ 读案心悟

惊风可分为急惊风与慢惊风两类。急惊风多属阳热实证，肺胃蕴热，表热郁闭，邪热无外达之机，致化火动风，治疗时宜清热疏表，使热邪外达，并兼泻肝息风，后清里热，则余热皆除。慢惊风多属虚证或虚实兼见。本例患儿素体本弱，真阴未充，稚阳未壮，吐泻损伤气液致成慢惊，故以健脾柔肝、固摄气阴而收效。

【引自】崔应珉，王淼，沈芳芳.中华名医名方薪传·儿科病.郑州：郑州大学出版社，2009.

马新云医案

朱某，女，4岁。初诊：发热3天（体温38.9℃），鼻塞喷嚏，头痛微

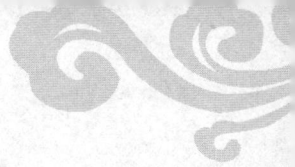

咳，恶风自汗，口渴饮水，曾抽搐3次；舌质红，脉浮数。

【辨证】肺卫燥热。

【治法】消热祛邪，辛凉止咳。

【处方】桑叶3g，杏仁6g，生石膏15g，甘草3g，枳壳6g，桔梗5g，僵蚕10g，紫苏梗5g，黄芩6g，天花粉6g，竹茹1g，苍耳子10g，蛇胆陈皮末（调服）2支。

二诊：发热已退，咳嗽不扬，鼻衄、口干，喷嚏流涕，食少卧不安；舌苔薄腻，脉缓。

【处方】桑叶6g，连翘10g，浙贝母6g，甘草3g，栀子3g，淡豆豉6g，薄荷3g，枳实5g，谷芽、麦芽各10g，赤芍6g，侧柏叶10g，藕节4g，竹茹1g。2剂后痊愈出院。

◆解析

本例治疗以麻杏石甘汤宣肺清热为主，加桔梗、枳实宽胸理气，祛痰止咳；黄芩、天花粉、竹茹清肺胃；僵蚕与蛇胆陈皮末镇惊祛风。继用桑、翘、贝、栀、豉、薄辛凉清透，宣肺止咳；加赤芍、侧柏叶、藕节、竹茹清热除烦，凉血止血；枳实、谷芽、麦芽消积和胃。药中病机，病遂速愈。

【引自】于作洋. 现代中医临证经验辑粹·儿科病. 北京：中国中医药出版社，2007.

◆读案心悟

苏永宁医案

纪某，男，5岁。1970年8月5日初诊。神志不清，牙关紧闭，项背强直，高热抽搐，涕泪皆无，口唇干燥，二便不利；舌苔黄腻、舌质红，脉弦数，指纹三关皆见青紫色。

【辨证】热极化火，热扰神明。

【治法】清热解毒，平肝息风。

【处方】金银花10g，连翘10g，钩藤8g，生地黄10g，薄荷3g，僵蚕10g，黄芩10g，石膏15g，大黄3g，淡竹叶5g，甘草3g。3剂，水煎服，每日3次。

二诊：高热抽搐已止，身微汗出，咳痰不爽，口干舌燥，大渴引饮，脉弦数。证属余热未清，改投升降太杞丸30剂，每次服1丸，每日3次。出院门诊治疗。

三诊：脉静身凉，口润渴止，痰清津生，但邪去正虚，微见咳嗽。改用千金散5g，桃花散5g，胆芩散5g。均6次服，每日3次。

四诊：咳止正复，仍用上述散剂，以善其后。

◆解析

小儿脏腑幼弱，易受时邪所袭。温热上受，逆传心包，热极化火，肝风内动，则项强抽搐；热扰神明，则神昏惊惕。治宜清热解毒，平肝息风，标本兼顾，即收热息风止痛之效。

惊风治则，古有急惊宜泻、慢惊宜补之说，但针对其阴阳表里、寒热虚实等复杂的病理变化，必须审证求因，辨证论治，庶不致误。

【引自】刘平，张婉瑜，杨建宇.国医大师验案良方·妇儿卷.北京：学苑出版社，2010.

◆读案心悟

王 静 安 医 案

王某，男，2岁。1999年1月22日初诊。主诉：间断抽搐半年余。现病史：患儿自1岁3个月出现抽搐，抽时双目上视，四肢发紧，持续1～2分钟缓解，抽后神志清楚，不伴发热，以后半年内又间断发作7次。平时性急易怒，纳食欠佳，二便调。脑电图正常、脑CT正常。现症：神清，脑膜刺激征（－）；舌尖红、苔白腻。中医诊断：惊风；西医诊断：癫痫。

【辨证】心肝蕴热，痰湿内扰。

【治法】疏肝清心，清热化痰。

【处方】石决明18g，白蒺藜9g，全蝎6g，僵蚕9g，钩藤10g，杭白菊9g，丹参6g，莲子心4g，胆南星4g，天竺黄9g，龙胆4g。28剂，水煎服。另：牛黄镇惊丸1丸／日，分2次口服。

二诊（1999年2月22日）：服药期间一直未出现抽搐。

◆ 解析

本病中医学属"惊风"范畴，病变部位主要在心、肝。病邪主要为"痰热"，与小儿"心常有余""肝常有余""脾常不足""神气怯弱"等特点有关。主要病机为痰热内伏，引动肝风，扰及心神而致。治疗上以清心平肝、清热化痰、息风定惊为主，配服中药治疗1年余未再出现抽搐。

【引自】赵建新，邓国兴，田勇．儿科名家医案精选导读．北京：人民军医出版社，2007．

◆ 读案心悟

第十二章　多动症

　　注意缺陷障碍（小儿多动症）是近年来儿科临床常见病。其症有三大特点：即注意力不集中、感情容易冲动与活动过度。严重时经常骂人、咬人、殴打同伴。究其病因：一是父母望子成龙心切，逼迫幼小儿童学画画、学围棋、弹钢琴、弹古筝等，入学后又强迫写作业、阅读课外图书，加重精神负担；二是娇生惯养，任其所为，有索必给，稍不如意即打盆摔碗，撕衣谩骂，甚至打父母和家人；三是病久气血两亏，脾肾两虚，心肾不交，神不守舍，失眠多梦，多动不由自主。本病多发生在5～13岁。

李少川医案

刘某，男，5岁。全身多处不自主运动1年，半年来较重。多方求治无效，今求治于李老。坐卧不安，不能专心学习、读书，不停挤眼、揉眉，上肢做来回画圈运动，喉中偶有痰鸣；舌红、苔黄腻，脉象滑数。

【辨证】痰积化热证。

【治法】豁痰镇惊息风。

【处方】铁落饮加减。石菖蒲9g，胆南星10g，法半夏10g，铁落花25g，云茯苓25g，明天麻9g，紫丹参9g，麦冬9g，川贝母5g，陈皮6g。水煎服，每日1剂。

服药3剂，上肢活动减少，挤眼症状改善。遂效不更方，更服5剂，遂愈。

◆ 解析

李老认为，本病病机从宏观上讲系"痰热动风"，缘为患儿素日心脾不健，易受七情所伤，积忧久郁，更损心脾，则肌肉瘛疭，犯及神明，心失守舍，而动则不能自主。治疗以豁痰镇惊息风为常法，临证用《医学心悟》铁落饮化裁。若夹有风热表邪时，加薄荷、菊花、钩藤；痰火壅盛时，加瓜蒌、青礞石；肝胆火盛、烦躁不安时可加龙胆、栀子、生石决明；心火上亢、烦扰不宁时，加黄芩、黄连。

【引自】刘克丽，王孟清. 儿科病名家医案·妙方解析. 北京：人民军医出版社，2007.

◆ 读案心悟

李勤于医案

步某，女，8岁。患有多动症3年，多方求治均无效。平时心烦易怒，性情急躁，偶有口腔溃疡。就诊时见：患儿面鼻抽搐，右眼睑不停抽动，左顾右盼，不能久坐，面红目赤，多眼屎，双手不自主运动；舌质红绛、苔花剥，脉象细数。

【辨证】 阴虚火旺。

【治法】 滋阴清热，补心安神。

【处方】 石菖蒲9g，沙参9g，玄参9g，生地黄25g，紫丹参9g，草果9g，茯苓9g，麦冬10g，当归9g，柏子仁10g，炙甘草6g。每日1剂，水煎，分2次服。

服药3剂后见患儿面红减轻，眼睑抽动减少，双手不自主运动亦有减少。嘱其继服原方5剂。

诊见患儿诸症均减少，唯脉象细数如前，遂按原方加淡竹叶6g服用，10剂后愈。

◆ 解析

患儿临床除见徐徐抽动断续发作外，常伴有面赤火升，唇红苔燥，口舌生疮，心烦惊悸，失眠多梦，脉多细弦而数。对此虚弱之证，李老治疗忌苦寒直折，因苦燥复伤其阴，更忌见风治风，妄投祛风止痉之剂，而常用《摄生秘剖》的补心丸化裁治疗。若口腔糜烂、口舌生疮时，加黄檗、知母（均用盐水炒）；上感发热时，加薄荷、连翘等。

【引自】 崔应珉，王淼，沈芳芳.中华名医名方薪传·儿科病.郑州：郑州大学出版社，2009.

◆ 读案心悟

倪振华医案

翟某，男，9岁。现病史：患儿自去年上小学后，不专心听讲，爱做小动作，经常抢答，游戏中缺乏耐心，时有危险性动作发生，且屡教屡犯。今年以来，患儿常有不自主的肩膀短暂抽动。经查脑CT、脑电图等均无异常。服用哌甲酯（利他林）稍有好转，但停药后症状如旧。诊见面色偏红，心神不定，手足不安，言语较多，口苦口干，大便干结，2～3日1行；舌质红、苔薄黄，脉弦数。诊断为注意力缺陷多动症。

【辨证】痰火内扰。

【治法】清热泻火，化痰宁心。

【处方】温胆汤加减。制半夏、胆南星、茯苓、远志各10g，柴胡、郁金各12g，竹茹、陈皮各6g，甘草3g。

二诊：5剂后病情好转，未再出现肢体抽搐，药已中病，嘱加强精神治疗，培养良好习惯。续进10剂，患儿行为已接近正常，后以原方加减调理月余而安。

名医小传

倪振华，男，主任医师、教授、儿科副主任、医学博士、硕士研究生导师。山西省首批优秀中医临床人才。从事中医儿科医疗、教研工作20年，擅长治疗小儿呼吸病、神经精神行为性疾病，尤其在过敏性咳喘、鼻炎、多发性抽动症、惊恐自闭、考前焦虑、睡眠障碍等防治方面，见解独特。出版专著2部，主编、副主编著作6部，发表学术论文30余篇。

◆ 解析

方中陈皮、半夏、胆南星燥化湿痰；竹茹清热化痰；枳实理气化痰；茯苓、远志宁心安神；柴胡、郁金疏泄肝胆。综合全方，共奏

◆ 读案心悟

理气化痰、清胆和胃之效，可使痰热消而胆腑和，则诸症自解。

口舌生疮者，加生石膏30g，龙胆6g，去炒白术、当归；大便燥结、小便黄者，加白茅根30g，大黄15g，去白术、当归、鳖甲；失眠多梦者，加朱砂0.6g（分2次冲服）；发热狂躁者，加羚羊角粉（代）0.6g（另煎频服）或珍珠粉0.3g冲服。

【引自】倪振华.儿童多动症中医研究临床案例.浙江中医，2010，12（34）：2.

张国仁医案

何某，男，9岁。1991年1月29日初诊。患儿挤眼、耸肩、努嘴伴秽语6个月。6个月前因被迫作画参展，加之学习紧张用脑过度，家人突然发现患儿不自觉挤眼、耸肩、努嘴、骂人呈进行性加重，晚间更甚。曾经某市医院用抗癫痫药治疗无效，即赴河南郑州某医院检查，红细胞沉降率5mm／h，抗链球菌溶血素O＜500U，诊为抽动秽语综合征，用硫必利、氟哌啶醇、维生素D、维生素B₂、维生素C等药治疗，收效甚微。转赴北京某医院检查，诊为多发性抽动综合征，用苯海索、氟哌啶醇等治疗无效。现仍挤眼、耸鼻、耸肩，多动不安，时常骂人。诊见两目呆滞有血丝，夜不能寐，记忆力大减，考试成绩均在50分以下；舌红、苔薄白，脉象弦数。脑电图示轻度异常。此患儿系独子，自幼娇惯，稍加强制学习即对抗吵骂。

【辨证】肝气郁结，上扰神明。

【治法】平肝镇静。

【处方】珍珠母30g，生百合15g，钩藤15g，首乌藤15g，生白芍10g，生地黄15g，当归6g，炒酸枣仁15g，柏子仁10g，制鳖甲30g，玉竹5g，炒白术6g。水煎服。配针刺"神门"穴。

二诊：服上方15剂后挤眼、耸鼻消失，多动烦躁大减，夜寐安宁，梦已除，但时有耸肩、骂人；脉象弦细，舌转淡苔薄白。效不更方，加朱砂1g

（分3次冲服），继进15剂。

三诊：耸肩、骂人停止，上课已能集中听讲，多动烦躁消失，精神安宁活泼，二目有神，面色红润，停药告愈。6个月后随访告知考试成绩在90分以上。复查脑电图正常。

◆解析

此类患儿病因及症状不一。娇惯过度，养而不教，任其胡闹，索要必给，违者即撒娇秽语，毁物撕衣，上桌跳椅；做事虎头蛇尾，游戏时不能耐心配合；抢玩具、抢糕点、多动不安，日夜不知疲倦，甚者殴打小伙伴；舌质红、苔薄白，脉象细弦或弦数。此系怒气伤肝，肝气郁结，肝阳上亢，心神被扰，故现多动烦躁，秽语骂詈等症。

【引自】赵建新，邓国兴，田勇．儿科名家医案精选导读．北京：人民军医出版社，2007．

◆读案心悟

朱瑞群医案

张某，男，7岁。1991年4月13日初诊。患儿阵发性眼、嘴、鼻抽动3年。3年前患慢性肾炎，长期服用泼尼松治疗，主要症状虽已控制，但突然出现眼、口、鼻不断抽动，坐卧不安，多动烦躁，时常骂人。经河南郑州某医院检查：血红蛋白120g／L，红细胞计数462×10^{12}／L，白细胞计数0.134×10^9／L，淋巴细胞0.26，中性粒细胞0.74，红细胞沉降率2mm／h。脑电图示正常。诊为多动综合征，用哌甲酯、丙米嗪与多种维生素等药物治疗无效。现仍多动烦躁、挤眼、抽鼻、努嘴；头晕目眩，学习时精力分散，考试成绩逐日下降，盗汗，多梦呓语，每2～5日尿床1次；舌淡红无苔，脉细缓。

【辨证】脾肾两亏，心肾不交。

【治法】健脾益智。

【处方】生黄芪15g，党参10g，益智10g，枸杞子10g，肉苁蓉10g，炙远志6g，熟地黄10g，楮实子10g，升麻6g，核桃仁10g，炙甘草6g。水煎服。配合针刺"遗尿点"（小手指中节正中处）。

二诊：上方进6剂，头晕、烦躁减轻；眼、嘴、鼻抽动停止；盗汗大减，尿床每6日1次，但仍多梦，上课有小动作；舌淡红、无苔，脉细弦。此脾运已健、肾阴将复之象。照原方加蒸何首乌10g，继进10剂。

三诊：头晕、烦躁消失，遗尿已止，纳食大增，精神大振，学习充满自信，入寐安宁，唯鼻孔时有瘙痒感。效不更方，继服6剂，配合针刺"迎香"穴。

四诊：神态安宁，多动未再发作，鼻痒消失。改服补中益气丸，每日3次，每次1丸，连服15日，告愈。

◆解析

此类患者病久身虚，纳呆厌食，心烦多动，不能长时间学习功课，玩耍有始无终，做事不加思考，不能静坐，夜寐翻滚，自汗或盗汗，四肢发冷，流口水，遗尿，舌质淡红，苔薄白，脉象沉细或细缓。此系久病脾肾两虚，脾胃虚则不和，"胃不和则寐不安"，肾阴亏则心阳亢，心阳亢则多动躁扰不宁。

【引自】肖达民. 专科专病名医验证经验丛书·儿科病. 北京：人民卫生出版社，2006.

◆读案心悟

董廷瑶医案

魏某，男，11岁。1981年8月18日初诊。家长代诉患儿平时注意力不集中，上课时小动作多，性格比较孤僻，语言表达力差。拟诊大脑功能轻度失调（多动症），曾做24小时尿检儿茶酚胺测定偏低。服西药哌甲酯（利他林）等无效，且见不良反应而停服。症见：大便干结，小溲黄赤，口渴多饮，唇色樱红，胃纳不香，口臭咽痛；脉象滑数，舌尖红、苔白腻。

【辨证】湿火内阻，熏蒸扰神。

【治法】利湿泻火。

【处方】川厚朴3g，赤茯苓9g，川黄檗6g，知母6g，泽泻9g，川黄连1.5g，条黄芩9g，藿兰、佩兰各10g，苍术9g，猪苓6g。5剂。

二诊（1981年8月25日）：渴饮减少，纳食初动，小溲较淡，大便稍通。舌苔滑腻而浮，是内结湿浊渐松。上方进退。

【处方】川厚朴3g，赤茯苓9g，川黄连1.5g，藿兰、佩兰各10g，泽泻9g，苍术9g，川黄檗6g，青蒿9g，甘露消毒丹（包）12g，六一散（包）10g。7剂。

三诊（1981年9月1日）：二便转调，纳食已增，舌苔亦薄，湿浊初化。但新感外邪，咽痛微咳，暂以疏化。

【处方】桔梗6g，生甘草3g，百部10g，陈皮3g，杏仁6g，青蒿9g，藿兰、佩兰各10g，桑叶9g，菊花6g，钩藤6g。3剂。嘱于感冒解除后仍服前方。

四诊（1982年1月6日）：上药服后，感冒即解，连服二诊之方7剂，现已停药近月。家长感到患儿多动症有明显好转，注意力能保持较长时间集中，复查24小时尿检儿茶酚胺测定已经正常。但大便时有干结，唇色较红；舌尖赤、苔薄腻，脉数而带滑。湿火未净，再宗前法。

【处方】川黄檗6g，条黄芩9g，枳壳4.5g，赤茯苓9g，川厚朴2g，泽泻9g，薏苡仁10g，甘露消毒丹12g（包），陈皮3g，苍术6g，更衣丸2g（需要日服）。7剂。此后更进步，病情渐平。

◆解析

小儿多动症，近年来国内外较为注意。方用三黄合四苓为主，配以藿朴芳化，共奏利湿泻火、涤秽化浊之效。续

◆读案心悟

服1个月，湿火渐去，获得显效。但小儿多动症的病因不一，中医必须求其致病之由，灵活变化而治。

纳差厌食者，加炒白术6g，谷芽10g；大便稀溏者，加煨肉豆蔻6g；心悸者，加龙眼肉10g；遗尿者，加楮实子、升麻各6g；四肢发冷者，加熟附子6g，桂枝6g；流涎者，针刺"地仓"穴。

【引自】张文康.中国百年百名中医临床家丛书.北京：中国中医药出版社，2004.

刘弼臣医案

曹某，女，12岁。1999年3月31日初诊。主诉：注意力不集中，近1年加重。现病史：患儿自幼好动，现已上学，但注意力不集中，近1年经常在上课时不自主说话，并擅自离开座位，平素纳食不香，打嗝，喉中有痰，二便正常。脑电图正常。现症：神志清醒，精神可，回答问题切题，神经系统检查正常；舌淡红、苔薄白，脉弦滑。肝体阴而用阳，其志怒，肝肾阴虚，肝阳上亢，则致注意力不集中，性情冲动执拗。中医诊断：躁动；西医：多动症。

【辨证】心肝蕴热，痰湿内扰。

【治法】清心平肝，化痰开窍。

【处方】石菖蒲9g，郁金9g，莲子心4g，神曲9g，石决明18g，白蒺藜10g，礞石10g，半夏4g，化橘红4g，生赭石9g，天竺黄9g，杭白菊9g，龙胆4g。21剂，水煎服。

二诊（1999年4月21日）：服药3周后，注意力较前集中，上课时已不随便走动，前方加胆南星4g，丹参10g。

三诊（1999年5月21日）：1个月后复诊，诉基本能控制自己，但有时急躁。

【处方】 莲子心4g，石决明18g，白蒺藜9g，龙胆4g，胆南星4g，礞石6g，半夏4g，化橘红4g，生赭石9g，炒栀子4g。

◆解析

本病又名注意缺陷多动障碍，中医可归为"躁动"病症中。治疗上首先应依据儿童自身的特点进行心理疏导，培养学习兴趣及合理的交流沟通与鼓励。此外可以根据儿童的症状表现进行药物调理。本例患儿注意力不集中，自控力差，同时伴有急躁、纳差，喉中有痰，从中医学角度考虑患儿有心肝蕴热、痰湿内扰之象。因此，治疗上刘弼臣教授从清心平肝，健脾化痰，醒脑开窍入手，经综合调理1个月临床收到较好疗效。

【引自】 于作洋. 中国百年百名中医临床家丛书·刘弼臣. 北京：中国中医药出版社，2001.

◆读案心悟

汪 受 传 医 案

方某，男，9岁。2003年5月20日就诊。第1胎第1产，足月顺产，生后无窒息，无黄疸。患儿上课学习注意力分散，活动过多，难以制约，烦躁易怒，多语。其母因担心服哌甲酯西药有不良反应来本科诊治。患儿平素喜食肥甘厚味，多动多语，神志不守，口秽，喉中有痰，腹胀不适，小便色黄；舌苔白腻、质红起刺，脉滑。诊断为儿童多动症。

【辨证】 痰火扰心证。

【治法】清热化痰，宁神定志。

【处方】黄连4g，竹茹、石菖蒲、生栀子、白芍各9g，陈皮、法半夏各6g，胆南星4g，远志6g，枳壳8g，柴胡9g，生甘草4g，钩藤（后下）10g。10剂，水煎服，日服3次。

饮食避免食肥甘油腻、辛辣和膨化食品。

复诊，患儿上课注意力分散有所好转，情绪平稳，多语、多动减少，舌苔薄腻。嘱继服原方30剂。再诊，患儿病情大为好转，学习成绩提高。后改为免煎中药颗粒剂巩固治疗。

◆ 解析

《丹溪心法·小儿》中说："乳下小儿，常多湿热、食积、痰热、伤乳为病。"心主神明，痰与火结，痰火扰心，心失所主，故神思涣散，注意力不能集中，烦躁不宁，多语多动，心火内炽，则心烦失眠，津为热灼则口渴喜饮。心与小肠相表里，小肠泌别清浊，心热下移小肠，故小便黄赤。舌红、苔黄腻，脉滑数，皆为痰火壅盛之象。治则清热泻火，化痰宁心，方用黄连温胆汤。该方出自《六因条辨》，由陈皮、法半夏、茯苓、甘草、竹茹、胆南星、瓜蒌、枳实、黄连、石菖蒲、珍珠母组成。方中黄连苦寒清热，陈皮、法半夏、竹茹化痰降逆；瓜蒌、枳实、胆南星开胸降痰；茯苓健脾利湿；石菖蒲开心窍；珍珠母镇心安神；甘草调和诸药。诸药同伍，共奏清热利湿化痰、开胸宁心安神之功。

【引自】于作洋. 中国百年百名中医临床家丛书. 北京：中国中医药出版社，2004.

◆ 读案心悟

第十三章　遗尿

　　遗尿是指5岁以上的小儿不能自主控制排尿，经常睡中小便自遗，醒后方觉的一种病症。小儿遗尿大都在上半夜一定的钟点，有时一夜遗尿数次，亦可持续数月，有时消失后再出现，还有持续数年到性成熟前自然消失的。临床可分为原发性遗尿和继发性遗尿两种。前者是指持续或持久遗尿，期间控制排尿的时期从未超过1年；后者是指小儿控制排尿至少1年，但继后又出现遗尿。本病大多病程长，或反复发作。重症病例白天睡眠中也会发生遗尿。

刘弼臣医案

王某，男，8岁。1995年10月6日初诊。患儿主因遗尿4年来院就诊。4年前因惊吓后出现遗尿，夜间经常尿床，伴多梦，易惊。曾多次到几家医院检查均未发现器质性病变，经多方治疗效果不明显，慕名来京求治。查体：面色青黯，舌质淡红、苔薄白，脉细而无力。

【辨证】证属肾虚不固。

【治法】温补肾气，镇摄止遗。

【处方】桑螵蛸散加减。补骨脂10g，桑螵蛸10g，天台乌药10g，益智10g，石菖蒲10g，熟地黄10g，山药10g，山茱萸10g，茯苓10g，泽泻10g，牡丹皮10g，生龙骨、生牡蛎各15g（先下）。15剂，水煎服，每日1剂。

二诊：患儿面色略转红润，遗尿次数较前明显减少，唯纳食较前略差，仍多梦，易惊，舌脉同前。上方加炒酸枣仁10g，焦三仙（焦山楂、焦麦芽、焦神曲）各10g。15剂，水煎服。

三诊：患儿面色已转红润，纳食可，夜间多梦、易惊等均明显好转，仅偶尔出现遗尿现象。遂以上方出入配成丸药，服用2个月以巩固疗效。半年后，家长来函告之患儿已痊愈，未再复发。

◆ 解析

刘老认为，本病的病因病机不外乎先天禀赋不足，或后天调养失宜，或下元虚寒，温化闭藏功能失职，而夜主阴，夜卧则阳气内收，下元虚甚，故而睡中小便自遗；或肺脾气虚，上虚不能制下，且肺脾气虚日久亦可导致肾气虚，故而引起遗尿；或湿热蕴于肝经，湿

◆ 读案心悟

热下注，膀胱失约，亦可发为遗尿。但是临床上尤以肾气不足、下元虚寒最为常见，且较为难治。

小儿遗尿多为功能性疾病，由于小儿肾常不足，或先天禀赋不足，复因惊恐，"恐伤肾"，肾气不足，则摄纳不固，则出现遗尿。治疗则宜温补肾气，镇摄止遗。方中用六味地黄以滋补肾阴，乃"阴中求阳"之意；桑螵蛸、补骨脂、天台乌药、益智补肾止遗；因"肺为水之上源"，故以石菖蒲开提肺气，开窍醒神；生龙牡镇摄止遗。后期施以丸药，"丸者缓也"，缓以图功。另外，刘老主张，治疗小儿遗尿，当十分重视消除小儿的心理负担，鼓励小儿白天尽量多憋尿，即当有尿意时，不要马上去小便，鼓励患儿再等几分钟解小便，以改善膀胱的神经功能，并让家长训练患儿养成良好的排尿习惯，从而有利于遗尿患儿的早日康复。

【引自】于作洋.中国百年百名中医临床家丛书·刘弼臣.北京：中国中医药出版社，2001.

朱 瑞 群 医 案

陆某，女，5岁。主诉：尿床半年余。现病史：遗尿半年余，每周1～2次，近半月来每晚遗尿1～2次，且睡后不易唤醒。查体：形体瘦弱，面色㿠白，四肢不温；舌淡、苔薄，脉沉细无力。诊断为遗尿。

【辨证】肾气不足。

【治法】温补肾阳，固涩小便。

【处方】五子汤。补骨脂10g，韭菜子10g，菟丝子10g，金樱子10g，覆盆子10g，生麻黄10g，石菖蒲15g。

患儿服药7剂，1周遗尿2～3次。二服7剂，遗尿仅发生1次。仍以原方加肉桂1.5g，黄芪15g，服药14剂，未再发生遗尿。

◆ 解析

方中补骨脂《本草纲目》载："壮元阳，缩小便。"韭菜子《本草纲目》载："治小便频数，遗尿。"其性甘温，温补肝肾，壮阳止遗；菟丝子温补肾阳。这几味药均能壮下焦阳气以暖膀胱。金樱子、覆盆子益肾缩尿；石菖蒲、麻黄醒脑开窍。据现代药理研究证明：麻黄具有较强的大脑皮质兴奋作用，且对排尿中枢的控制有一定的作用，从而达到增强膀胱括约肌约束的功能，使膀胱开阖有节；又加肉桂温暖下焦；黄芪补气升阳。遗尿自愈。

【引自】肖达民.专科专病名医验证经验丛书·儿科病.北京：人民卫生出版社，2006.

◆ 读案心悟

陈汉华医案

翟某，女，6岁。1994年8月2日初诊。间断遗尿4～5年，患儿时有遗尿，每于劳累后出现遗尿。平日易感冒，易倦乏，多自汗，语音低，食欲差，且食后即便，便中多夹有不消化食物。其面色萎黄，气色发黯；舌淡红、苔薄白，脉弱。尿检正常。

【辨证】肺脾气虚。

【治法】健脾益气。

【处方】黄芪10g，党参10g，五味子6g，山药10g，白术6g，苍术6g，茯苓10g，炒薏苡仁15g，益智10g，鸡内金10g，神曲15g，煅牡蛎15g。

患儿服药5剂，纳食有所好转，5日内遗尿2次。原方不变，又服7剂，仅1次遗尿，大便成形，声音较前增大，其间未患感冒，但仍时有自汗。前方加浮小麦15g，麻黄根2g。

患儿又服10剂，自汗明显减少，未再出现遗尿，纳食、大便均正常。患儿症状已明显改善，要求服丸药，故改服人参健脾丸。患儿连服丸药3周，症状完全消失。1年后追访，患儿一切正常。

名医小传

陈汉华，男，主任医师，医学硕士，硕士研究生导师。擅长运用中西医结合诊治儿科常见病、多发病、杂病及危重症。主持小儿肾病专科门诊，擅长治疗小儿泌尿系统疾病如小儿肾病综合征、肾炎水肿、泌尿系感染、遗尿等及咳嗽、哮喘、肺炎、腹泻及其他疾病。

◆ 解析

本型病情一般较轻，患儿遗尿并非每日发生，常在劳累、饮水过多、情绪波动时出现，若能有效地防止上述情况，则可减少遗尿的发作。此患儿数年间，间断发生遗尿，并伴有明显的肺脾气虚的主症：自汗、气短、易感、倦怠乏力、纳呆便溏等。但在治疗用药时，则重点在健脾益气，不需另补其肺。因为中医学认为，五行之中肺属金、脾属土，其相生相克关系为脾土生肺金，故补脾土可达到母壮及子的效果，使肺金充盛。因此，本例患儿的治疗，

◆ 读案心悟

重在健脾益气，肺脾气旺则水道得以通调，水湿得以运化，使水液正常运行，遗尿自然痊愈。

【引自】赵建新，邓国兴，田勇. 儿科名家医案精选导读. 北京：人民军医出版社，2007.

袁美凤医案

贾某，女，8岁。主因尿床5年，于1992年4月21日初诊。患儿于5年前不明原因尿床，夜尿床2～3次，入睡后唤之不醒，尿后方醒，曾服用"缩泉丸"，治疗未见疗效，而就诊我院。现主症：尿床，夜2～3次，饮食、二便正常。患儿面色微黄欠泽，精神欠佳，咽部稍红，扁桃体Ⅰ度肿大，肺听诊未见异常；舌红、苔白，脉细数。血常规：白细胞计数$4.6 \times 10^9 / L$，中性粒细胞0.64，淋巴细胞0.36。尿常规未见异常，便常规未见蛲虫卵。中医诊断：遗尿；西医诊断：神经性遗尿。

【辨证】心热下移小肠。

【治法】清心利尿，泻火醒神。

【处方】生地黄8g，淡竹叶8g，黄檗8g，栀子6g，乌药10g，桑螵蛸8g，益智10g，莲子心9g，石菖蒲8g，生龙骨、生牡蛎各10g，佩兰8g，金樱子6g。水煎服取汁150mL。

二诊：服上方7剂后，入睡后一唤即醒，偶发尿床，睡眠安宁，饮食、二便正常；舌偏红、苔白，脉仍细。继用前方加五味子8g，云茯苓12g，又服6剂而愈。

◆ 解析

《幼幼集成》："小便自出不禁者，谓之遗尿，睡中自出者，谓之尿

◆ 读案心悟

床。"3岁以内小儿由于智力未全，排尿习惯尚未养成，或因精神刺激，引起小便暂时自遗不属病态。如4岁以后仍不能自己排尿者属遗尿，遗尿者有冷因热因之分。冷者《古今医镜》有云："小儿遗尿者，由于膀胱有冷，不能约水，故遗尿也。"热者为心经有热，下移小肠，膀胱失约所致。故方中取生地黄、竹叶、黄檗、栀子、甘草梢以清热泄火为主；乌药、益智为缩泉丸加桑螵蛸、莲子、五味子、石菖蒲、生龙骨、生牡蛎、金樱子以醒神止遗；云茯苓、佩兰以芳香醒脾化湿，使水湿得运，小便正常排出，疾病痊愈。

【引自】吴大真，刘学春，王光涛，等.现代名中医儿科绝技.北京：科学技术文献出版社，2003.

王世君医案

潘某，男，10岁。2009年10月20日初诊。患者自幼尿床。从未间断，少则每日1次，多则每日2～3次，呼之不醒，夜间多梦。该患儿体质较差，形体消瘦，白天多动少静，注意力不集中，学习成绩不佳；舌质红，脉细数。血常规、尿常规、腰骶部X线片均未见异常。

【辨证】心火炽盛，耗伤肾阴。

【治法】宁心醒神，补肾止遗。

【处方】黄连5g，生地黄10g，淡竹叶9g，桑螵蛸10g，益智10g，石菖蒲10g，五味子10g，远志10g，莲子5g，麻黄4g，甘草3g。每2日1剂，煎后取汁100～200mL，每日3次温服。

嘱日间勿过度疲惫，晚餐后控制进水量，睡前排空膀胱。服药10日后，遗尿明显减少。去麻黄加山药、酸枣仁各10g，继续服上药20日，病告痊愈，随访半年无复发。

◆ 解析

小儿肾常虚，肾阴肾阳均未充盈、成熟，且小儿体属纯阳，心火易炽。若肾水不足，心火失济，则心火偏亢，心火炽盛，下汲肾水，耗伤肾阴，形成心肾不交的病理变化。若突然受惊恐、过度疲劳、嬉戏过度等引起机体之气化不行，可致清阳下陷，浊阴上袭，蒙蔽心窍。《素问·灵兰秘典论》说："心者，君主之官，神明出焉"，说明心为君主之官，神明之府，是精神、意识、思维活动的中枢。小儿心神未开，心脑司意识反射之功能不能发挥，水液代谢障碍失调，进而产生遗尿。这与现代医学对于功能性遗尿是"由于大脑皮质及皮质下中枢的功能失调"所致的认识相一致。故治疗从心肾入手，宁心醒神补肾则遗尿自止。

【引自】贺兴东.当代名老中医典型医案集·儿科分册.北京：人民卫生出版社，2014.

◆ 读案心悟

李少川医案

患者，男，4岁。1985年9月6日初诊。睡中遗尿，醒后方觉，每夜必尿，甚者一夜可达2次以上，小便清长而频数，睡喜蜷卧；舌淡红、苔薄白，脉沉。中医诊断：遗尿（肾阳不足）；西医诊断：遗尿症。

【辨证】阳虚不足，气化不利。

【治法】温肾固摄。

【处方】桑螵蛸散合缩泉丸化裁。桑螵蛸10g，益智10g，补骨脂9g，乌药6g，白果10g，龙骨15g，牡蛎15g，泽泻6g，甘草6g。14剂，水煎服。并嘱其避免贪玩少睡，精神过劳。

二诊：药后遗尿较前好转，但有时仍遗尿，小便量多但不频，苔脉同前。原方去甘草，加云茯苓10g，莲须5g。14剂，水煎服。

三诊：近5日未见尿床，二便正常，继服原方14剂，隔日1剂，以善其后，随访2个月未复发。

◆ 解析

《素问·宣明五气》云："膀胱不利为癃，不约为遗溺。"遗尿和膀胱气化有关。李老认为，肾与膀胱相表里，膀胱气化赖肾阳温煦。药用益智、补骨脂温肾助阳；乌药行气散寒；桑螵蛸、白果、龙骨、牡蛎、莲须收敛固摄；云茯苓、泽泻淡渗利湿。本方以温补肾阳为主，收敛固摄为辅，佐以行气利水之品，旨在有补、有泻、相和、相济，从而达到调节阴阳气机，使其开阖有度，则遗尿自止。

【引自】万力生. 中医儿科临证治要. 北京：学苑出版社，2012.

◆ 读案心悟

裴学义医案

陈某，男，8岁。2005年11月17日初诊。主诉：自幼尿床。患者自幼尿床，夜间每小时尿1次，纳食不香，大便正常。症见：患儿面黄消瘦，精神可，脑征（－）；舌质红、苔滑腻，脉象细数。脊柱X线片示阴性脊椎裂。肝脾肋下未及，尿常规正常。中医诊断：遗尿；西医诊断：遗尿症。

【辨证】肾气不足，下焦蕴热。

【治法】补肾固下，兼清内热。

【处方】五子衍宗丸加减。酒菖蒲9g，郁金9g，肉桂3g，覆盆子9g，金樱子9g，菟丝子9g，枸杞子9g，五味子9g，分心木6g，莲须10g，淡豆豉12g。7剂，每日1剂，水煎服，分2次，每次100mL。

二诊（2005年11月21日）：仍有尿床，食欲欠佳，面色萎黄，大便不干；舌质红、苔白腻，脉细滑。证治同前，继用前方去莲须、淡豆豉，加生牡蛎30g，调和阴阳，潜阳摄阴，附子1g温补肾阳。连服7剂。

三诊（2005年12月2日）：尿床由每夜2～3次，减少至1次，纳差；舌质红、苔白腻，脉细滑。前方加用升麻1g，远志9g，神曲9g。继用7剂。

四诊（2005年12月17日）：偶有尿床，精神可，食纳见好；舌红、苔白，脉细。嘱服"金匮肾气丸"每日2次，每次1丸，服用1～2个月巩固疗效。

◆ 解析

本证特点是遗尿时间长，兼见虚寒证候。肾司二便，与膀胱相表里，肾气虚弱，下元虚寒，不能约束水道而致小便清长，频频尿床。本病多为肝肾不足所致，尤以肾虚为主。肾虚不固，气化无权，开阖无度。本案患儿既有肾虚之证，又有下焦湿热之实证，虚多实少，故补肾固本基础上一定要祛邪除湿以解下焦之困。治疗遗尿证裴老多选用五子衍宗丸加减，覆盆子补肾固精，菟丝子补阳益精，枸杞子补益肝肾，五味子补肾涩精；莲须、淡豆豉清利下焦湿热；石菖蒲、郁金醒脑开窍，调节中

◆ 读案心悟

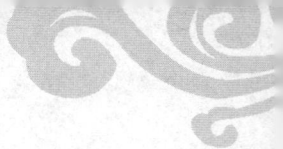

枢；加用远志交通心肾，神曲健脾开胃，升麻的应用在于升提气机，调节肾之开阖。生牡蛎一物而三用，即滋阴、清热、固下，是裴老治疗血尿、水肿必用之药。

【引自】胡艳.裴学义儿科临证百案按.北京：人民卫生出版社，2013.

周慈发医案

倪某，男，7岁。患儿4年前肺炎后出现遗尿，每夜2～3次，若白天活动过度、气候变化及临睡前喝水则遗尿加重。患儿面色少华，目眶色黯，神疲乏力，口干，寐不能唤醒，盗汗；舌苔薄白、质红，脉细数。

【辨证】阴虚内热，肾阴亏虚，膀胱失约。

【治法】补肾健脾，滋阴生津。

【处方】遗尿合剂。党参、沙参、白术、生地黄、覆盆子、桑螵蛸、仙鹤草各9g，当归、石菖蒲各6g，远志4.5g，五味子3g，生牡蛎（先煎）30g。

用法：取上药水煎2次，合并滤液，将5剂浓缩到500mL即可。每日服药3次，每次20mL，7日为1个疗程。

服药后遗尿次数减少到每夜1～2次，口干明显好转，寐能自醒。再服药5日，症状控制。

◆解析

周老认为，肾主封藏，开窍于二阴，职司二便。若小儿素体虚弱，肾气不足，下元虚寒，则闭藏失司而发为遗尿；又脾主运化，喜燥恶湿而制水。方中党参、白术、仙鹤草补中益气，健胃生津；生地黄、当归养血补血；覆

◆读案心悟

盆子、桑螵蛸补肾固经；五味子、沙参养阴生津补肾；生牡蛎敛阴涩精；远志、石菖蒲安神益智开窍。周老指出，本方对于小儿遗尿属下焦湿热者不宜，适用于脾肾两虚型。

【引自】朱玲玲，陈沛熙.古今名医临证实录丛书·儿科病.北京：中国医药科技出版社，2013.

颜德馨医案

谢某，女，12岁。初诊：自幼遗尿，至今已11年，屡进补气健脾、补肾收涩等剂，均无效果。每晚遗尿一两次，痛苦莫及，以致情绪忧郁，心烦易怒，入暮低热，入睡乱梦纷纭，口干不欲饮。月经已来潮3次，经前腹痛，经量少而色紫。诊查：巩膜瘀斑累累，舌紫红、苔薄白，脉细弦。辨证为肝气郁结，日久血瘀；肝经疏泄不及，以致膀胱开合欠司。

【辨证】三焦水道失调。

【治法】疏肝理气，活血化瘀。

【处方】柴胡5g，红花9g，桃仁12g，牛膝4.5g，生地黄12g，当归9g，枳壳4.5g，桔梗4.5g，川芎4.5g，升麻4.5g，白茧壳5只，韭菜子12g，生甘草3g。21剂。

二诊：服药期间未见遗尿。半个月前来月经，腹痛，量多色紫，血块累累。巩膜瘀斑见浅，舌紫退而未净，脉细弦。从肝论治已见佳兆。仍以原方出入，服药3个月，遗尿一直未发，乃改用归脾丸善后，随访经年，

名医小传

颜德馨，男，汉族，生于江苏，祖籍山东，上海市第十人民医院（原上海铁道中心医院）教授、主任医师，全国著名中医理论家、中医临床学家。颜老系先贤颜渊之后裔。自幼随父颜亦鲁学医，后入上海医学院深造，毕业后悬壶于沪上，屡起沉疴，不坠家声。2009年，被国家卫生计生委等授予的"国医大师"称号。

疗效巩固。

◆解析

　　遗尿一证，历代多从肾治。临床所及，本证与肝也有密切关系，足厥阴肝经绕阴器，抵少腹。《灵枢·经脉》谓"肝足厥阴之脉……是主肝所生病者……遗溺闭癃"，故朱丹溪有"肾主大便，肝主小便"之说。本例病经十载有余，遗溺久治不愈，情志必然忧郁，气血必然阻滞，核之体征，如巩膜瘀斑、经前腹痛、经色紫而有块等，均为气滞血瘀之象，迭投补剂，实其所实，故而不愈。取血府逐瘀汤加味治之，立足于治肝，寓疏肝于化瘀之中，疏其血气，令其条达，则顽疾见愈。

　　【引自】刘克丽，王孟清.儿科病名家医案·妙方解析.北京：人民军医出版社，2007.

◆读案心悟

第十四章　麻疹

　　麻疹是由麻疹病毒引起的急性呼吸道传染病，有高度传染性。临床特征为发热、上呼吸道炎、结膜炎，颊黏膜出现特征性科氏斑（麻疹黏膜斑）、全身皮肤出现红色斑丘疹。疹退后留下色素沉着，并有糠麸样脱屑。本病全年可见，但以冬末、春初较多发，多见于5岁以下的幼儿。传染源主要是患儿。患儿在潜伏期末期至出疹后5天均有传染性，并发肺炎的患儿传染期延长到出疹后10天。带病毒的飞沫经呼吸道吸入为主要传播途径，也可经污染的玩具、衣物等间接传播。麻疹治愈后可获持久性免疫力，再次发病者较少。

祁振华医案

李某，男，3岁6个月。1964年4月13日初诊。主症：患儿接触麻疹患者1周后发病，疹出顺利，以头面、胸背为多，四肢较少，疹色红润。出疹第3日体温39℃，夜间10时许，患儿因凉突然恶寒，身冷无汗，全身疹点隐陷，继之烦扰、喘急、鼻翼煽动，病情恶化。次晨10时许，患儿体温36℃，昏睡露睛，面色晦暗，喘严重，四肢厥冷，手足时时躁扰。听诊：两肺满布干、湿啰音。舌苔薄白，脉沉数。西医诊断：麻疹合并肺炎（早期）。

【辨证】麻疹重感，疹毒内陷。

【治法】疏表，透疹，解毒。

【处方】当归3g，金银花6g，蝉蜕3g，大青叶6g，荆芥穗3.6g，板蓝根9g，鲜芦根18g，西河柳6g。

嘱轻煎后热服，增加室内温度，服药半小时后，发生战汗，神志清醒，面色转红，全身出现皮疹，面疹尤多。下午1时复诊时，疹色红润、疹出密集，胸背满布，四肢及手足心亦见。听诊：两肺啰音消失。再予上方1剂，2日后皮疹见退，痊愈。

◆ 解析

本例麻疹，疹出3日，正是疹毒透达于表的高潮，但由于突然受凉，出现疹毒内陷的逆证。祁老指出："余毕生经验，疹毒内陷逾12小时后，即难以再透托还表。"故本例嘱采取保暖措施，同时急煎汤服药，勿令延误。方中荆芥穗、鲜芦根，疏表宣肺透疹；蝉蜕、西河柳，透托；板蓝根、金银花、大青叶，清热解

◆ 读案心悟

毒；当归辛温活血，助力透托，合奏宣肺、活血、清透之功。服药半小时后，战汗，里邪出表，全身又现红疹，丘疹红活，肺部啰音消失，邪从表解，转逆为顺。

【引自】邵慧中.祁振华临床经验集.沈阳：辽宁科学技术出版社，1985.

王伯岳医案

宋某，男，2岁。1965年2月19日，发热6天，出疹3天，喘憋1天，伴腹泻纳差，精神萎靡，诊断为麻疹合并肺炎收入院。患儿喘促，鼻翼煽动，精神差，大便稀，每天3～4行；鼻唇干，舌红、苔少，脉细数。查体：体温39.3℃，头面及躯干疹点稀少，稍暗；咽红，双肺后下中小水泡音，心率140次／分，腹软，肝未触及。

【辨证】麻毒闭肺，热伤阴液。

【治法】宣肺开闭，清热养阴。

【处方】麻黄、生甘草各3g，杏仁、桔梗、淡竹叶、葛根、黄芩、蝉蜕各6g，牵牛子5g，鲜生地黄9g，生石膏（先煎）15g。

服药2剂，喘咳减，大便次数少，仍高热，汗出，烦躁，口渴喜饮，口糜，便溏；舌红绛、少苔，脉数。毒热炽盛，心胃之火上炎，予以清热解毒、凉血降火法。

【处方】白人参（另煎）、川黄连、生甘草各3g，生石膏15g，犀角粉（代，冲）1g，鲜生地黄、大青叶、生谷芽各9g，知母、牡丹皮、淡豆豉、青黛各6g，葱白1寸。

上方服1剂后，高热减，去犀角继续调理，于3月2日出院。

◆解析

本例麻疹闭肺，且热迫大肠，麻疹、喘咳、泄利并作，疹色发暗，证情复杂。先师抓

◆读案心悟

住不同阶段的主要矛盾，首先宣肺透疹清热，用麻杏石甘汤合葛根芩连汤加减，使咳缓解。病势减，而后以清热解毒凉血法获愈，其用药特点在于葱白，既防止热邪与凉药格拒，又可与谷芽相伍，防苦寒伤中而护胃气。

【引自】张世卿. 中国百年百名中医临床家·王伯岳. 北京：中国中医药出版社，2004.

褚润庭医案

留某，女，1岁。1964年3月20日初诊。现病史：感受风热病毒，前医投以凉药，身热高亢（体温40.2℃），无汗，麻疹欲现未透，咳嗽频，气急鼻煽；舌红苔薄滑，脉滑数，指纹青紫。诊断：麻疹。

【辨证】风热失疹，遏伏肺胃。

【治法】轻宣透达。

【处方】 炙麻黄1.5g，光杏仁9g，粉甘草3g，桔梗5g，蝉蜕3g，浮萍草5g，白茅根、西河柳各9g。

二诊：药后麻疹逐次透发，头面、四肢已透出均匀红润疹点，身热渐退（体温38.4℃），咳嗽、气急、鼻煽渐平。原方加芦根80g，荸荠（去皮）5枚。

三诊：温度已趋正常，疹点渐退，脉缓。拟方滋阴凉血清热善后。

【处方】 金银花、连翘各5g，生地黄9g，麦冬6g，赤芍5g，芦根30g，白茅根9g，生甘草8g，桔梗5g，荸荠（去皮）5枚。3剂。

◆ 解析

麻疹属于中医学"温热"范畴。叶桂云："温邪上受，首先犯肺。"所以麻疹多出现肺

◆ 读案心悟

经症状，其变证以肺炎咳喘为多，治疗时可按卫、气、营、血辨证纲领分型论治。此例患儿感受麻疹病毒，初期在卫分，类似感冒。前医失于宣透，过早投以寒凉退热之剂，致阳气遏伏，肺气不宣，疹毒不得外发。故方以三拗汤加蝉蜕、西河柳、白茅根、浮萍草，轻宣透达，凉血解毒。一剂疹透，二剂疹回，最后以滋阴凉血，清化余邪以善后。方中芦根、白茅根、荸荠三药同用，甘寒养胃，清热凉血，不但能清心脾积热，亦解疹之余毒。

【引自】姚广智，黄万钧.褚润庭儿科验案举要.江苏中医，1994，15（9）：3.

马新云医案

何某，男，7岁。1991年4月15日初诊。主诉：发热4天，伴发疹1天。现病史：患儿于4天前不明原因引起发热，体温39.5～40℃，伴咳嗽，流涕，打喷嚏，流眼泪，身疲乏力，目红尿赤。曾到市某院就诊，化验白细胞4.7×10^9／L，中性粒细胞0.48，淋巴细胞0.52。予利巴韦林（病毒唑）肌内注射，口服清热解毒口服液、银黄口服液2天不解，又静脉滴注青霉素、双黄连，仍如罔效。发热第4天，耳后面部出现针尖样皮疹，继而胸腹散在出现，摸之碍手，色微暗红，精神萎靡，时有烦躁，体温不降而就诊我院。查体：疹以面部较多，胸腹少，四肢手足、臀部均未见疹。咽部充血，扁桃体Ⅱ度肿大，口腔黏膜斑明显；舌红、苔白，脉滑数。诊断为麻疹。

【辨证】邪入肺胃证（出疹期）。

【治法】清凉解毒，透疹达邪。

【处方】清解透表汤加减。西河柳12g，蝉蜕6g，葛根6g，升麻6g，连翘10g，金银花12g，紫草根10g，桑叶10g，菊花10g，牛蒡子10g，甘草3g，生地黄10g，牡丹皮10g。水煎服，每日1次。

二诊：服2剂后皮疹密集、鲜活，微痒，手足心、臀部全部出齐。又予3剂，热渐退，皮疹渐消，余症随减，4天后痊愈，无任何后遗症。

◆ 解析

该方为民间验方，常用药为西河柳、蝉蜕、葛根、升麻、紫草根、桑叶、菊花、甘草、牛蒡子、金银花、连翘。方中西河柳又名桎柳，功以清热解毒、凉血透疹见长，主治热毒内郁，不得宣发之证。张守颐说："桎柳性温，入血而善于发泄，治麻疹之不能透发者甚效"；蝉蜕疏风清热，宣肺开窍，主治麻疹不透或透发不畅；葛根发表解肌，升阳透疹；加用紫草根凉血活血，解毒透疹；金银花、连翘，辛凉清热解毒；桑叶、菊花，疏风解表透疹；牛蒡子疏散风热，透疹解毒，利咽消肿；甘草解毒调和诸药，扶正达邪。总之，本方有疏风解表、清热解毒、凉血透疹之功，是治疗麻疹不透的专用方。

◆ 读案心悟

【引自】焦平.儿科专家卷·马新云.北京：中国中医药出版社，2014.

王烈医案

毛某，男，8岁。患儿9天前开始发热、咳嗽、喷嚏、流涕。4天后从额部、面颈、身躯干至四肢依次出疹。2天前皮疹隐退，身热不降，咳嗽加剧，气喘鼻煽。在当地用抗生素治疗未见效。今晨见患儿喘鸣肩息，口唇发绀而急诊入院。查患儿目眵遮睛，气急鼻煽，口唇发绀，四肢厥冷，肤有冷汗；脉细微欲绝，听诊心音低而速，心率180次/分，两肺满布湿啰音。

【辨证】少阴阳气欲亡。

【治法】收摄元阳。

【处方】白通汤加味：西洋参4.5g，附子12g，干姜12g，炙甘草4.5g，葱白5根。煎后少量频频灌服。

服药至中午，患儿面色红赤，四肢转暖，热势上升（39.2℃），唇燥口干，呼吸气急，喉中痰鸣，烦躁不安；舌红、苔黄质干，脉沉数。心率125次／分。阳气已回，痰热闭肺之象显露，停服上药。转为清肺涤痰解毒，用麻杏甘石汤加味。

【处方】麻黄5g，生石膏30g，杏仁9g，金银花15g，黄芩9g，葶苈子9g，知母9g，沙参12g，竹茹6g，生甘草3g。另：猴枣散0.6g，分2次和服。

上药服2天后热势渐降（38.1℃），咳喘减轻，唇舌润泽，痰鸣消失，神清志安，面仍红赤。继予此方加减化裁，后期增益润肺之品，共住院8天，痊愈出院。

◆ 解析

吴鞠通尝谓："伤寒一书，始终以救阳气为主。"近代儿科名家徐小圃亦以治疗小儿温病擅用温补救急见长。虽古有"疹毒不可温"之说，然疹毒内陷、心阳衰微之证，若再予寒凉伤阳，岂非投井下石，此时唯有急施温里回阳可挽回生机，然后徐图祛邪。其中标本缓急，不可不察。

【引自】王烈.婴童病案.长春：吉林科学技术出版社，2000.

◆ 读案心悟

马洪云医案

胡某，女，1.5岁。因发热、咳嗽5天，出疹1天，于2001年5月23日入院。

症见发热、咳嗽，伴喷嚏、流涕，目红眵多，大便稀，小便黄。查体：体温39℃，神清合作，头面、颈项及胸背部皮肤可见粟粒状玫瑰色丘疹，疹稀疏，高出皮肤，压之褪色，疹间肤色正常。双眼结膜充血明显，分泌物较多，两颊黏膜可见科氏斑麻疹黏膜斑；双肺呼吸音粗，可闻及少许干、湿啰音；舌淡红、苔黄，指纹紫达风关。胸部X线片示右下肺心膈处有一小片状阴影，边缘模糊，余肺野清晰。诊断：麻疹伴支气管肺炎。

【辨证】 毒邪蕴肺。

【治法】 解表透疹，止咳利咽。

【处方】 宣毒发表汤加减。升麻3g，前胡5g，杏仁6g，葛根3g，薄荷3g，桔梗3g，荆芥3g，防风3g，木通3g，牛蒡子5g，淡竹叶2g，枳壳3g，连翘5g，生甘草2g。水煎服，每日1剂。

第2天，患儿体温持续在39℃左右，但皮疹很快出至臀部及四肢，疹点密集。第3天皮疹出至手、足心及鼻准，体温逐渐下降，咳嗽减轻。第4天患儿体温正常，皮疹逐渐隐退，留有棕色色素沉着及糠麸样脱屑，仍有单声咳，下咳少痰，予沙参麦冬汤善其后而治愈。

名医小传

马洪云，教授，中国知名的儿童医学专家，20世纪70年代毕业于黑龙江省中医学院，后进入中国医科大学继续学习深造，曾多次出国进行学术交流，积极宣传中国儿童医学界取得的巨大成绩，加深了各国对中国的了解。在儿童抽动症、多动症、儿童癫痫等领域建树颇丰，取得了医界公认的优异成就。

◆ 解析

方中升麻散阳明风邪，升胃中清阳，解毒透疹为君药；葛根轻扬升散，开腠理以发汗，升津液以除热，为臣药。二药配合，不但增强辛凉之功，而且加强透疹解毒之功。荆芥、防风、薄荷解肌清热，助升麻、葛根透疹除热；桔梗、枳壳、杏仁、前胡理肺祛痰、畅肺气止咳；连翘清泄上焦之热，木通导热下行，竹叶

◆ 读案心悟

儿科病

名医验案解析

清热除烦，甘草解毒和中。全方共奏解表透疹、止咳利咽之功。

【引自】马洪云.解表透疹法治疗小儿麻疹经验.河北中医，2002，6（8）：28.

王伯岳医案

宋某，男，2岁。1965年2月19日初诊。现病史：患儿发热6天，出疹3天，喘憋1天，伴腹泻纳差，精神萎靡，经本院门诊诊断为"麻疹""肺炎"，收住入院。现症：患儿高热喘促，鼻翼煽动，纳欠佳，精神差，大便稀，每天3～6次；鼻唇干，舌红、苔少，脉细数。查体：体温39.3℃，头面及躯干疹点稀少，稍暗；咽红，科氏斑（＋），双肺后下有中小水泡音，心率140次／分，律齐，腹软。中医诊断：麻疹合并肺炎喘嗽；西医诊断：麻疹合并肺炎。

【辨证】麻毒闭肺，热伤阴液。

【治法】宣肺开闭，清热养阴。

【处方】麻黄、生甘草各3g，炒杏仁、桔梗、淡竹叶、葛根、黄芩、蝉蜕各6g，牵牛子5g，生地黄9g，生石膏（先煎）15g。水煎服，每日1剂。

服药2剂，喘咳减，大便次数少，仍高热、汗出、烦躁、口渴喜饮、口糜，便溏；舌红绛、少苔，脉数。

【处方】白人参（另煎）、川黄连、生甘草各3g，生石膏15g，犀角粉（代，冲）1g，生地黄、大青叶、生谷芽各9g，知母、牡丹皮、淡豆豉、青黛各6g，葱白1寸。

上方服1剂后，高热减，去犀角继续调理，于3月2日痊愈出院。

◆ 解析

本例麻疹闭肺，且热迫大肠，麻疹、喘咳、腹泻并作，疹色发暗，证情复杂。王老抓住不同阶段的重要矛盾，首先宣肺透疹清热，

◆ 读案心悟

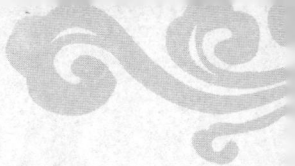

用麻杏石甘汤合葛根芩连汤加减，使咳利缓，病势减，而后以清热凉血法获愈。其用药特点在于葱白，既防止热邪与凉药格拒，又可合谷芽防苦寒伤中而护胃气。

【引自】胡瑾，连伟，邵玉宝.王伯岳儿科医案.四川中医，1989（9）：10-11.

程绍恩医案

患者，女，3岁。出疹6天，身热不退（体温39.2℃），并发喉炎而住院。当时疹已渐靥，身起白痦，咳嗽有痰，烦躁不安，声音嘶哑，睡眠不安，呼吸气促，饮食不振，大便稀，小便黄；舌质淡红、苔白腻，唇干淡红，纹紫，脉滑数。中医诊断：麻疹合并喉痹；西医诊断：麻疹合并喉炎。

【辨证】邪毒攻喉。

【治法】清热解毒，利咽消肿。

【处方】麻黄2g，杏仁6g，生石膏15g，金银花10g，连翘6g，青叶6g，赤芍5g，生地黄10g，黄芩6g，桔梗5g，玄参10g，麦冬10g，浙贝母6g，蝉蜕5g，甘草3g。甲壬金散5g，每日2次。

二诊：六神丸2粒，每日2次。上方加减，共进7剂，热退疹靥，白痦已除，咽已不痛，咽部红肿及声音嘶哑、咳嗽消失；舌质淡红、白苔，指纹正常，脉稍数。证系疹已收没，毒热尚有余波，治宜清热养阴为之善后，出院。

◆解析

方选清咽下痰汤加减，方中用玄参、麦冬、桔梗、甘草、牛蒡子、浙贝母，清宣肺气而利咽喉；麻黄、杏仁、生石膏，宣肺降气；金银花、连翘、黄芩、大青叶，清热解毒；蝉

◆读案心悟

蜕解热透疹；配以甲壬金散清热解毒，息风镇惊；六神丸清热解毒利咽。全万共奏清热宣肺，解毒利咽消肿之功效，适合邪毒上攻咽喉致咽喉红肿疼痛等证，是治疗麻疹邪毒攻喉证的代表方剂。此处选用麻黄旨在宣透，一是宣通肺气以开肺闭；二是托毒外出以防内陷。疹透之后，就要重用清热解毒、利咽消肿、生津肃肺、勿再直透，以防伤津耗液。

【引自】程绍恩，赵凤春，范素华. 儿科证治心法. 北京：北京科学技术出版社，1990.

董廷瑶医案

毛某，女，3岁8个月。1961年1月19日初诊。现病史：疹发7天，壮热不退（体温39.4℃），热毒内攻，疹色紫黯成块，神昏摇头，蚧齿啮衣，烦躁不安，便通一次，小溲尚多，口唇干燥，咳嗽气促，舌红、苔薄润而腻。中医诊断：麻疹合并肺炎喘嗽；西医诊断：麻疹合并肺炎、脑炎。

【辨证】邪陷心肝。

【治法】清营解毒，平肝息风。

【处方】赤芍5g，葛根6g，当归5g，枳壳5g，连翘10g，生甘草2.5g，生地黄10g，桃仁10g，红花6g，生黄芩10g。另苏合香丸1粒，开水化服，1剂。

二诊：服后神志清晰，疹色转淡，摇头停，蚧齿除，神安热退（体温37.4℃），舌苔薄，大便不多，小溲仍通。再拟活血解毒为主。

【处方】生地黄10g，红花5g，赤芍5g，桃仁10g，当归5g，生甘草2.5g，连翘10g，金银花10g，生黄芩10g，白茅根（去心）30g。1剂。

三诊：神清热净，咳嗽气缓，二便通调。予清肺调理。

【处方】桑叶10g，枇杷叶10g，竹茹6g，杏仁6g，生甘草2.5g，生地黄

10g，麦冬（去心）6g。2剂。服药后痊愈出院。

◆ 解析

本方选活血解毒剂合苏合香丸加减。案中用当归、赤芍、桃仁、红花、生地黄，活血凉血，化瘀解毒；柴胡、枳壳，行气开胸；葛根解肌透疹；黄芩、连翘、甘草，清热解毒；配以芳香开窍之苏合香丸。用于麻疹期间疹出不畅并发肺炎或脑炎时，高热气急、神志昏迷，以清热开窍。由于壮热易灼伤阴液，肺阴受耗，故后期加用清肺养阴之品。

【引自】董廷瑶. 幼科刍言. 上海：上海科学技术出版社，2010.

宋祚民医案 ①

徐某，男，6岁。1961年3月4日初诊。发热3天，出疹半天，头痛身热，恶风自汗，频咳气逆，头面、项下均见红疹隐隐，烦急不安；右脉浮滑数，舌边尖红、苔薄白。此正如叶天士所说"温邪上受首先犯肺"，热入血络而成疹。

【辨证】风温袭肺。

【治法】疏风清热，宣肺止咳。

【处方】薄荷3g，蝉蜕3g，牛蒡子4g，连翘15g，金银花10g，芦根24g，桑叶4g，大青叶10g，前胡3g，桔梗1.5g。

二诊：2天后，疹虽透而频咳其急，口渴引饮。原方去前胡、桔梗，加生石膏18g，知母6g，枇杷叶15g，玄参15g，板蓝根10g，连进2剂，至第5天，热退身凉，气平咳减。前方再去生石膏、牛蒡子，加贝母6g、石斛6g、生山楂6g，连服3天。咳止，胃见纳食，停药而愈。

◆ 解析 ~~~~~~

　　麻疹乃儿科四大要证（痧、痘、惊、疳）之一，目前虽近绝迹，但在过去的年代，都是严重危害小儿身体健康的疾病。麻疹多由天行疠气、湿毒感染而致，正如钱乙云"此天行之病也"。麻疹顺证依先兆期、发疹期、回没期三期，依次而发，10天左右，即可康复。治疗总以透疹为要，配合辛凉解表、清热解毒及养阴清热等法应用，多可取效。若麻毒炽盛，化火入里内陷脏腑，可致诸多变证。

　　【引自】刘晨涛. 儿科病专家·宋祚民. 北京：中国中医药出版社，2012.

◆ 读案心悟

宋 祚 民 医 案 ②

　　刘某，男，3岁。1963年4月18日入院。患儿发热已7天，于第4天胸部出现疹点，24小时之间大便泄下20余次，所便之物绿色，兼有奶瓣；尿少，身热无汗，胸部疹点隐没，烦躁思饮，精神疲倦，呼吸急促，咽中痰鸣，偶发咳嗽，体温40℃，面色苍白，四肢发凉；舌质红、苔白略厚腻，脉细数。

　　【辨证】风温郁表，泻甚邪陷，疹毒郁滞肺胃。

　　【治法】宣肺透表，升陷达邪。

　　【处方】芦根15g，荆芥穗10g，淡豆豉10g，葛根10g，金银花12g，桔梗6g，前胡6g，神曲10g，蝉蜕6g，生甘草1.5g。

　　二诊：服药后身得微汗，体温略降（38℃），胸部隐疹外露，腹泻、气喘、痰鸣皆见轻，手足见温，精神好转；舌尖红、苔转黄，脉见浮数。证有转机，邪见外透。再以上方加滑石块12g，淡竹叶10g，以清热祛湿分利。

三诊：胸背疹点增多，头面已见疹点。大便减至每天2次，黏物见少。尿黄短，口干唇燥，裂纹；舌红、苔黄而干，脉浮数。此为疹毒虽外透而邪热仍盛，况且因泻津液已伤，再拟清热解毒、育阴生津。

【处方】 鲜芦根15g，鲜茅根15g，金银花12g，连翘10g，蝉蜕10g，神曲6g，生甘草6g，石斛10g，滑石块10g。

服药后，胸背、四肢疹布稠密，色红兼黄；口干、舌红、少苔，音哑，咳嗽较频有痰，脉数。再以清热解毒、育阴润肺。上方去蝉蜕、神曲、滑石块，加玄参12g，赤芍10g，紫草10g，川贝母6g，沙参10g。服药3剂后，疹退热除而安。

◆ 解析

本例为麻毒初发未透，即大便泄泻，致疹点隐没，伴高热烦急、神疲、四肢发凉，为疹毒内陷之兆。此时，若以清热解毒之法透疹，恐苦凉致泄泻更重，而疹毒亦不得外达；若辛温升提，固涩止泻，又恐引毒热内攻。思之再三，余认为应以透疹为要，但要配以升陷止泻之药，疹透热出则泻必渐止。故配方予之，药后，果然疹出，再服而愈。

【引自】 刘晨涛. 儿科病专家·宋祚民. 北京：中国中医药出版社，2012.

◆ 读案心悟

第十五章　疿腮

　　流行性腮腺炎是由腮腺炎病毒所引起的急性呼吸道传染病，其特征为腮腺的非化脓性肿胀、疼痛伴有发热，并可延及各种腺组织或脏器。潜伏期为14～25天。前驱期表现为倦怠、结膜充血、咽痛等症。起病时有畏寒、头痛、发热、咽痛等症。渐见腮部肿大，腮腺肿以耳垂为中心，边缘不清，有轻度压痛，表面有热感，以两侧肿大为多见。腮腺炎病毒存在于患者的唾液、血液中。在集体儿童机构和人群密集处易形成流行。一般5~15岁为多见，通过飞沫传播。

　　对患儿饮食上应注意选择清热、解毒、凉血、泻火和散结的食品，如香椿头、芫荽、马齿苋、绿豆、赤小豆、金银花、绿茶等。

马宽玉医案

高某，男，4岁。1985年5月3日初诊。患儿在幼儿园有痄腮接触史，前2日自诉右耳下疼痛，就诊前1日开始肿大。咀嚼时酸痛尤甚，口苦，微咳，大便略干，尿微黄；右腮肿大5cm×6cm，有压痛，口唇红干，尿微黄；舌苔薄白，舌质微红，脉浮滑数；体温37.8℃。

【辨证】痰热凝结，壅滞不散，兼感时邪。

【治法】辛凉解表，清热解毒。

【处方】薄荷6g，炒僵蚕4g，牛蒡子5g，金银花9g，连翘9g，板蓝根9g，黄芩5g，浙贝母3g，鲜芦根15g。

二诊：服药2剂后身热退净，体温36.4℃，大便仍干，腮肿硬同前。表邪虽退，痰热凝结未化。

【处方】连翘10g，板蓝根10g，玄参15g，赤芍6g，昆布6g，黄芩6g，生大黄3g，夏枯草10g。

三诊：服药2剂，大便见畅，腮肿明显减轻，尚有硬结约2cm×2cm。再施上方加龙胆草，服2剂而痊愈。

名医小传

马宽玉，主任医师、教授、硕士生导师。致力于儿科临床、教学、科研工作27年。具有扎实的理论知识和丰富的临床经验。能熟练诊治儿科常见病、多发病（呼吸、消化、循环）及解决疑难杂症的能力。擅长儿童神经系统疾病及发育问题的临床诊治工作。近年在国内医学刊物上发表论文20余篇，主编和参编著作5部。

◆ 解析

痄腮是指腮部肿大疼痛的一种小儿传染病，《温病条辨》称之为"温毒"。在临床上

◆ 读案心悟

腮肿与颌下肿往往同时并见，不过有轻重之分。由耳向下肿及颌部谓"蛤蟆瘟"，由耳而上肿及头面谓"大头瘟""含腮疮"等，是从发病的部位而言，发病的原因与治疗大致相同。

【引自】万力生.中医儿科临证治要.北京：学苑出版社，2012.

赵 心 波 医 案

杜某，女，7岁。现病史：10天来，头晕头痛，呕逆黄水，右腮日渐肿大。曾服普济消毒饮1剂，次晨病情似有转剧之象，体温当时38.2℃，头痛嗜睡。呕吐七八次，两耳下肿大如杏，并出现病理反射征阳性。脑脊液检查：细胞数98个，糖1～4管阳性，蛋白（±）。舌苔薄黄，脉浮数。中医诊断：痄腮；西医诊断：流行性腮腺炎。

【辨证】邪陷心肝。

【治法】清热解毒，息风开窍。

【处方】清瘟败毒饮加至宝丹、紫雪丹加减。广犀角（先煎）3g，金银花12g，连翘10g，牡丹皮、赤芍、淡竹叶、青竹茹、玄参各6g，生石膏18g，全蝎8g，蜈蚣2条。

二诊：服药2剂，体温大减，诸症已退，神经系统检查正常，仅腮腺肿大尚未消失，继服原方数剂而致痊愈。

◆ 解析

方取清瘟败毒饮加减，方中犀角（现在因属保护动物，已禁用，常以水牛角代替）、生石膏，牡丹皮、赤芍，清热凉营；淡竹叶、玄参、青竹茹，清热生津；金银花、连翘，清热

◆ 读案心悟

解毒；全蝎、蜈蚣，平肝息风。腮腺炎脑炎属重证，时邪已内陷心肝，必须加重清气凉营解毒护阴，故清瘟败毒饮为主方，并佐用开窍息风之紫雪丹、至宝丹方能显效。

【引自】中医研究院. 赵心波儿科临床经验选编. 北京：人民卫生出版社，2005.

杨增昌医案

夏某，女，7岁。1983年11月29日初诊。现病史：3天前因发热，咳嗽，咀嚼时有酸涩感，经用链霉素、鱼腥草等治疗2天，症状加重而来诊。症见两侧腮部肿如鸡卵大，皮色光亮，边缘不清，触之腮部灼热胀痛，拒按，咀嚼困难，憎寒壮热，体温38.6℃；咳嗽痰黄，舌红、苔薄黄，脉弦数。中医诊断：痄腮；西医诊断：流行性腮腺炎。

【辨证】邪犯少阳。

【治法】疏风清热，散结消肿。

【处方】柴胡葛根汤加减。金银花、连翘、板蓝根各12g，白僵蚕、柴胡、黄芩、桔梗各10g，黄连5g，蒲公英15g，川贝母8g，牛蒡子、甘草各9g。

3剂，水煎2次，取汁和匀，分4次服。外治用大黄、青黛各20g，为末，醋调外敷，每日换药3次。用药3天而愈。

◆解析

方中柴胡、黄芩，清利少阳；金银花、连翘、蒲公英、黄连，清热解毒；板蓝根专解温毒；白僵蚕祛风通络；川贝母、桔梗，化痰止咳；牛蒡子、甘草，疏风利咽。加用大黄、青

◆读案心悟

黛末醋调外敷，内外合治，有助于腮肿消退。

【引自】罗和古. 儿科医案·杨增昌医案. 北京：中国医药科技出版社，2004.

龚惠泉医案

李某，男，7岁。于2003年6月11日初诊。患儿3天前恶寒发热，头痛，鼻塞流涕，左腮部肿胀不红，纳食减少。在西医儿科门诊诊断为腮腺炎，经肌内注射青霉素、口服复合维生素后恶寒发热、头痛、鼻塞流涕等症状好转，但腮部肿胀无明显减轻。遂诊断为痄腮。

【辨证】热毒壅盛。

【治法】清热解毒，祛风通络。

【处方】金银花、连翘、马勃、柴胡、荆芥、僵蚕、秦艽各10g，蒲公英、夏枯草、玄参、板蓝根各15g，全蝎、炮山甲、生甘草各5g。水浸泡1小时，煎沸15分钟，温服，每日1剂。

服基本方2剂，腮部肿胀大减，原方续服1剂痊愈。

◆ 解析

痄腮为时邪病毒入胃引动在里之伏热，胆胃之火上炎，气机阻滞。方中金银花、连翘、马勃、板蓝根、蒲公英、玄参、夏枯草清热解毒散结；荆芥祛风解表；柴胡清胆经之热并疏胆经壅滞；炮山甲、秦艽、全蝎、僵蚕祛风通络；生甘草清热解毒、调和诸药。全方具有清热解毒、祛风通络作用，故获得良好效果。

【引自】朱玲玲，陈沛熙. 古今名医临证实录丛书·儿科病. 北京：中国医药科技出版社，2013.

◆ 读案心悟

于作洋医案

李某，女，7岁。主因发热伴两侧腮部肿大1天，于1991年7月5日初诊。患儿于昨日上午突然身热恶寒，继而两侧腮部疼痛，咀嚼困难，继而耳下肿大，咽痛，轻咳，自服"清热解毒口服液""增效联磺片"诸症不减，就诊我院。现主症同上。舌红、苔白微黄，脉滑数。查体：两眼结膜充血，两侧腮腺呈弥漫性肿大，有囊性感，压痛，边缘不清，局部发热，腮腺管口及咽部充血，扁桃体Ⅱ度肿大。血常规：白细胞计数4.9×10^9／L，中性粒细胞0.66，淋巴细胞0.34。中医诊断：痄腮；西医诊断：流行性腮腺炎。

【辨证】风温邪毒外袭。

【治法】清热解毒，消肿散结。

【处方】黄芩6g，玄参8g，桔梗8g，僵蚕9g，连翘12g，板蓝根9g，柴胡6g，牛蒡子6g，大青叶6g，芦根10g，甘草2g。水煎留液150mL，分3次温服，每日1剂，3剂。

二诊：经服上方后热退，腮腺肿大明显减轻，疼痛消失，饮食二便正常。咽痛已愈。现时有轻咳，舌偏红、苔白。继用前方加炙枇杷叶10g，继服3剂而愈。

◆ 解析

该患儿初感风邪在表，故发热恶寒；风温邪毒侵及少阳经，凝聚腮部而致腮腺疼痛、肿大，热毒内攻，不得发散，局部灼热，热邪循经上行经咽喉，故见咽痛；热邪侵及肺胃，影响肺气宣降，故轻咳。方中黄芩、连翘、板蓝根、大青叶、玄参、牛蒡子、僵蚕清热解毒利咽。尤以黄芩专清头面热毒为君药，牛蒡子、

◆ 读案心悟

连翘、僵蚕辛凉疏散头面风热之邪为臣。玄参、板蓝根增加黄芩清热解毒之功，配甘草、桔梗、芦根、玄参以清热利咽，玄参清热而不伤阴，柴胡疏风散邪起"火郁发之"的作用，方中黄芩配柴胡又可引药上行，专去肝经之热毒，又免柴胡升发太过之弊，二者相辅相成，共收疏散风热、清热解毒之功。

【引自】刘平，张婉瑜，杨建宇. 国医大师验案良方·妇儿卷. 北京：学苑出版社，2010.

田家运医案

毛某，男，10岁。初诊：两颊肿痛，饮食困难已有3天；昨起又增发热，现39℃，食欲较差，进食时咀嚼觉颊痛。查体见两颊肿胀，质软，左侧较甚，拒按，局部皮肤紧张、发亮；精神不振，时有口臭，小溲短赤，大便尚通；舌红、苔白厚腻，脉数。血常规：白细胞计数$11 \times 10^9 / L$，中性粒细胞0.84，淋巴细胞0.16。西医诊断：流行性腮腺炎。

【辨证】热毒郁于少阳。

【治法】清热解毒。

【处方】连翘9g，条芩6g，板蓝根30g，牛蒡子9g，僵蚕6g，柴胡3g，甘草3g，桔梗6g，薄荷3g，炒山楂9g。3剂。

二诊：热已退，肿渐平，两颊不痛，胃纳亦动，二便通调，舌苔转薄。继用原方，2剂而愈。

◆解析

◆读案心悟

本例为邪毒侵犯少阳经络，其症情较轻，故主以清热解毒为治。处方宗普济消毒之意，

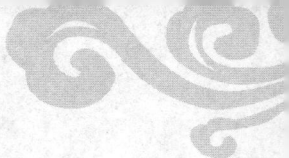

重用板蓝根、牛蒡子解壅结之邪毒；配条芩、连翘清上壅之郁火；又以柴胡、薄荷入少阳而疏利风热；桔梗、甘草走上部而开结除壅；再有僵蚕祛风化痰，兼能通络；山楂消除食积，并可开胃。果然3剂效而5剂平。与上例相比，无阳明实热及灼伤阴液，自能迅速痊安。

【引自】于作洋.现代中医临证经验辑粹·儿科病.北京：中国中医药出版社，2007.

郑 建 国 医 案

刘某，男，9岁。2008年3月10日初诊。父母代主诉：双侧腮部疼痛3天，发热1天。病史：患儿3天前吃饭时自觉右腮疼痛，肿势不甚，次日疼痛加重，肿势加剧，病波及对侧，自服板蓝根冲剂等效果不好。1天前出现发热，体温最高38.7℃，输头孢类抗生素及抗病毒药物效果不佳，遂就诊。症见：双侧腮腺肿大，右腮肿甚，触之呼痛；体温38℃，血常规未见异常，咽部略红，咀嚼时双侧腮部疼痛明显，大便偏干，每日1行，手足心热，腹胀灼热；舌质红、苔厚，脉数。中医诊断：痄腮；西医诊断：流行性腮腺炎。

【辨证】热毒蕴结少阳。

【治法】和解少阳，清热解毒，散结消肿。

【处方】升降散加味。炒僵蚕10g，蝉蜕10g，生大黄6g，姜黄6g，柴胡10g，牛蒡子10g，薄荷6g，板蓝根15g，连翘10g，玄参10g，甘草6g。2剂，每日1剂，水煎，分2次服。

二诊（2008年3月13日）：患儿服用前方后大便变软，腮部疼痛减轻，发热见退，腮部肿胀几近消失，按压时有轻微疼痛，可咀嚼太硬或太酸的食物仍感疼痛；舌红、苔变薄白，脉偏数。守法再调。

【处方】炒僵蚕10g，蝉蜕6g，姜黄6g，生石膏30g，柴胡6g，黄芩10g，法半夏6g，赤芍10g，甘草6g。3剂，每日1剂，水煎，分2次服而愈。

◆ 解析 ◆

◆ 读案心悟

痄腮，中医又称"蛤蟆瘟""搭腮肿"等。由外感风温时毒、内有积热蕴结所致，风热毒邪壅阻少阳经络，积热上攻，经脉失和，气机不畅，血运受阻，凝聚而为肿。方以升降散宣畅气机，通利三焦，加柴胡、石膏、板蓝根等以和解少阳，清热散结。郑教授在治病时，常遵"见肝之病，知肝传脾"之原则，告诫我们要既病防变，防止因未及时治疗而导致并发症的出现。

【引自】崔应珉，王淼，沈芳芳.中华名医名方薪传·儿科病.郑州：郑州大学出版社，2009.

董廷瑶医案

张某，男，6岁。1971年12月23日初诊。高热10天，现39.6℃，两腮肿痛，略有咳嗽，西医诊断为腮腺炎。纳少，唇红，便结，溲黄，脉数，舌绛有刺而燥。

【辨证】温毒内侵。

【治法】清热泄毒。

【处方】知母6g，生石膏（先入）30g，条芩9g，僵蚕9g，天花粉9g，芦根30g，生地黄12g，金银花9g，生大黄6g，碧玉散（包）9g。2剂。

二诊（1971年12月25日）：身热略退，现38.9℃，大便仍闭，脉症同前。仍须清泄，增以解毒。

【处方】上方去知母、芦根、天花粉，加板蓝根12g，蒲公英12g，桑叶9g。2剂。

三诊（1971年12月27日）：热度初和，腮肿见退，便下2次，咳嗽亦减；脉数，舌红、无苔。上方既合续予清利。

【处方】桑叶9g，玄参9g，条芩6g，知母6g，碧玉散（包）18g，蒲公英9g，板蓝根12g，生甘草2g，金银花9g，连翘9g 。3剂。

四诊（1971年12月30日）：热已退净，两腮不肿，胃纳见动，便下已和；脉细带数，舌红略干。温毒初解，尚需清润以为调护。

【处方】鲜生地黄30g，玄参9g，麦冬9g，生甘草2.4g，知母6g，天花粉6g，桑叶9g，淡竹叶4.5g。3剂药后病愈。

◆ 解析

本病系风温邪毒郁结于少阳经络而成，其证有表、里、轻、重之别。常用方有银翘散、普济消毒饮之类。此例见证已是温毒壅遏、里热炽盛，故治以清热泄毒之法，方中膏、知、芩、地清热泻火；银、翘、芦根宣泄解毒；僵蚕、天花粉散风润燥；生大黄、碧玉通下泄毒。二诊时增板蓝根、蒲公英以专解温毒，病情逐渐好转而痊愈。

【引自】郁晓维．难治性儿科病辨治与验案．北京：科学文献出版社，2011.

◆ 读案心悟

第十六章　水痘

　　水痘是一种由水痘病毒引发的急性疱疹性呼吸道传染病。多见于6个月至6岁小儿，常发于冬、春季节。由风热、湿毒经口鼻进入肺脾，蕴郁肌体，外发肌肉皮肤之上所致。本病传染性极强，主要通过飞沫和接触传播。从症状出现的前一天起，直到皮疹完全干枯结痂，都具有很强的传染性。初起为斑疹，后转变为疱疹、丘疹，大小不一成圆形或椭圆形，颜色澄清或微浑浊，此时疱顶高凸，不化脓，邪在表浅，而见发热、咳嗽、头痛、四肢酸软疼痛等症状。

陈士超医案

黄某，女，1岁。1984年4月4日初诊。患儿身出水痘1天，昨日发现颜面出现水痘，散布于躯干部，大如豌豆，水多而亮，无脓，根盘微红，四肢较少，甚痒，抓破后出黄黏水；因痒而致睡眠不安，烦急，平素食欲不佳，喜饮，面色黄；舌苔薄白，指纹紫红，脉浮数。

【辨证】湿热蕴郁心脾二经，外发水痘。

【治法】健脾利湿，清热解毒。

【处方】苍术6g，黄檗4.5g，荷叶9g，生薏苡仁6g，金银花9g，连翘6g，炒谷芽、炒稻芽各9g，地肤子6g。

二诊：服药3剂后水疱水液吸收而结痂，胃纳好转，痒减，夜眠较安，二便正常，唯水痘底盘略红。再以上方加栀皮炭4.5g，凉血解毒，连服2剂而愈。

◆ 解析

水痘为外感风热时邪侵袭与内蕴湿热相合，湿热互结，郁闭肌肤所致。临症可发热，亦可不发热。若久发热者，是为风热之邪较轻，侵袭人体之后即与湿热相结，故临床以湿热内蕴为主证，外感表证不显，此时治疗应以清热祛湿为主，并配以健脾之品，脾为湿脏，健脾则湿自去。

◆ 读案心悟

【引自】刘克丽，王孟清．儿科病名家医案·妙方解析．北京：人民军医出版社，2007．

宋祚民医案

刘某，男，3岁。1984年11月9日初诊。主诉：发热3天，颜面、躯干发现水痘。现病史：患儿身热3天，咳嗽，食少，肢倦无力，颜面、躯干发现水痘，即来门诊治疗，有水痘接触史。查体：患儿头角发际皆有高粱米大小之水痘，胸背部较多，大者如黄豆，小如粟米，四肢散在，微观；舌尖微红、苔薄黄，脉滑数。诊断：水痘。

【辨证】邪伤肺卫。

【治法】疏风清热，利湿解毒。

【处方】银翘散加减。金银花10g，连翘6g，栀皮炭8g，赤芍6g，黄连2g，蒲公英6g，板蓝根6g，蝉蜕3g，焦山楂6g，牛蒡子6g，六一散（包煎）10g。

二诊：服药后，水痘新者出，旧者渐回，大便未行，精神好，胃纳正常，舌苔黄而腻，脉滑数。说明积滞未化，仍施上方加化毒散四分冲服，加强清热解毒之效。

三诊：药后大便通，水痘完全干痂，精神饮食皆正常，痊愈。

◆ 解析

此病高发期由于湿热郁蒸气分，因此，皮肤、黏膜不断出现斑疹、疱疹、丘疹。热毒内蕴营血，则见面赤、烦躁，重者出现晕厥等热入营血症状。

方中金银花、连翘、栀皮炭、黄连、蒲公英、板蓝根，清热解毒；薄荷辛凉解表；牛蒡子宣肺利咽；六一散清热利湿。

【引自】刘晨涛.儿科专家卷·宋祚民.北京：中国中医药出版社，2012.

◆ 读案心悟

赵心波医案

郝女，8个月。周身见痘已4天，高热不退，1天来抽搐1次，嗜睡神倦，饮食不进，咳嗽流涕，大便溏薄，每天3～4次，小溲短黄；舌质红无苔，脉数有力。诊为水痘。

【辨证】湿毒夹表，火极风动。

【治法】清热解毒，佐以解表。

【处方】蒲公英6g，金银花10g，浙贝母10g，桃仁、杏仁各3g，紫花地丁6g，连翘10g，黄芩5g，鲜芦根10g，薄荷2.4g，炒栀子衣3g，用壬金散0.4g，每日服2次。

服药1剂，午后有热，烦急但未抽搐，次晨体温降至36℃，烦躁减轻，精神转佳，下肢痘粒增多，部分回靥；舌质略赤、无苔，两脉滑数。毒势稍降，余热未尽。仍予原方去薄荷，加大青叶6g，继服2剂。水痘大部结痂，余症悉无，大便尚未成形，继予清热调胃之剂调理。

◆ 解析

水痘是由水痘-带状疱疹病毒初次感染引起的急性传染病。主要发生在婴幼儿和学龄前儿童，成年人发病症状比儿童更严重。以发热及皮肤和黏膜成批出现周身性红色斑丘疹、疱疹、痂疹为特征，皮疹呈向心性分布，主要发生在胸、腹、背，四肢很少。方中蒲公英、金银花、紫花地丁、连翘等解毒清热；浙贝母、杏仁、黄芩、栀子肃肺清金；桃仁、芦根、薄荷活血解表，促使内潜湿毒，多从汗下排解。

◆ 读案心悟

【引自】中医研究院. 赵心波儿科临床经验选编. 北京：人民卫生出版社，2005.

张思新医案

刘某，男，5岁。发热1天余，热甚，面红目赤，唇干口渴，烦躁欠安，面、颈、躯干疹出较密、较大，疹晕深红，疱浆浑浊，抚之炙手，口内亦见疱疹数粒；尿黄便干，舌红、苔黄，脉数。

【辨证】 热毒入气窜营。

【治法】 清气凉营解毒。

【处方】 白虎汤合清营汤加减。金银花15g，黄芩6g，生石膏（先煎）30g，知母6g，碧玉散（包）15g，玄参9g，麦冬9g，生地黄9g，牡丹皮9g，赤芍6g，生谷芽15g。水煎服，每日1剂。方用2剂。

二诊：药后壮热已平，面红目赤亦退，痘先出者业已结痂，尚有部分未敛。原方稍事出入，再进2剂，后以养阴败毒药收功。

◆ **解析**

水痘传染性强，传播途径主要是呼吸道飞沫或直接接触传染。病毒感染人体后，先在鼻咽部局部淋巴结增殖复制4～6天，而后侵入血液并向全身扩散，引起各器官病变。方中"白虎"清气，"清营"凉营，伍牡丹皮、赤芍、碧玉散等药凉血活血解毒。诸药并进，以加强本法的效用。

【引自】崔应珉，王淼，沈芳芳. 中华名医名方薪传·儿科病. 郑州：郑州大学出版社，2009.

◆ **读案心悟**

杨以阶医案

徐某，男，4岁。1971年4月6日初诊。发热3天，身出水痘，见于胸腹四肢，初小渐大，晶莹疱浆，边缘红色晕润，体温未降；口渴喜饮，苔黄而干，小溲短赤，咽红诉痛，脉浮数。

【辨证】外感风热。

【治法】清热解毒，祛风凉血。

【处方】粉牡丹皮3.5g，赤芍3g，大生地黄6g，绿豆衣9g，大青叶6g，板蓝根9g，金银花6g，净蝉蜕3.5g，山豆根3.5g。

二诊：体温正常，水痘浆液见回。

【处方】紫草9g，白鲜皮4.5g，大生地黄6g，绿豆衣9g，大青叶6g，板蓝根9g，金银花6g，净蝉蜕3.5g，山豆根3.5g。

三诊：服上药后，水痘大部分浆回结痂，毒化热清。因病毒初解，腠理空虚，又经7天，复感于风，低热肤痒，再予宣风清热，以资巩固。

【处方】蝉蜕3.5g，牛蒡子3.5g，紫草6g，连翘6g，金银花6g，板蓝根9g，地肤子4.5g，绿豆衣9g，紫荆皮3.5g，薏苡仁9g。

◆ 解析

水痘起因外感时邪，内蕴湿热，发于肌肤。一般宜透表清热，除湿解毒为治。遵循温病传变规律，本例邪居气营之间，药以牡丹皮、赤芍、生地黄清营凉血；马勃、蝉蜕、牛蒡子祛风清热；连翘、金银花、大青叶、绿豆清凉解毒；山豆根、板蓝根利咽降火，投之立效。

【引自】郁晓维.难治性儿科病辨治与验案.北京：科学文献出版社，2011.

◆ 读案心悟

郭国光医案

乐某，男，1岁零3个月。仲春发热，体温37.8℃，微咳、流清涕，大便溏泻带白胨，小便短黄，舌淡红，脉浮数。

【辨证】外感时邪，表里不清。

【治法】解表导滞。

【处方】桂枝6g，杭白芍6g，粉葛根6g，木香3g，云黄连1.5g，焦山楂6g，砂仁3g，生姜2片，甘草1.5g，大枣2枚。

二诊：头面出现水痘，皮肤发痒，夜烦惊惕，咳嗽，两目生眵，大便溏薄，小便短黄，舌尖红，脉浮数。乃风邪湿热从肺卫而透，发为水痘，治宜发表透疹，利湿和胃。

【处方】升麻3g，葛根6g，杭白芍6g，甘草1.5g，防风6g，蝉蜕3g，薏苡仁12g，生白扁豆10g，车前子5g，神曲6g，麦芽10g，生姜2片，小枣5枚。

名医小传

郭国光，从事儿科临床研究30余年，主要致力于癫痫、小儿麻痹症的临床研究与治疗。一直从事临床工作。1993年被国家卫生计生委（原卫生部）授予"优秀医务工作者"称号。先后担任儿科主任10年，1998年晋升为主任医师。几十年来运用中西医结合理论，对儿童疾病的康复治疗取得重大突破，在研究治疗小儿小儿麻痹症、癫痫、脑瘫等方面取得重要成果。

◆ 解析

任何年龄人群均可感染水痘-带状疱疹病毒，以婴幼儿和学龄前、学龄期儿童发病较多，6个月以下的婴儿较少见。水痘在易感人群中的播散主要取决于气候、人口密度和医疗卫生条件等因素。水痘属较轻的发疹性传染

◆ 读案心悟

病，所以《婴童百问》说："但用轻剂解之，即便瘥可。"根据水痘由湿热兼风，郁于肌表而发的特点，化湿解毒常宜始终配合应用。

【引自】刘平，张婉瑜，杨建宇. 国医大师验案良方·妇儿卷. 北京：学苑出版社，2010.

胡天成医案

吴某，女，9岁。发热2天伴疱疹1天，于1991年12月27日初诊。患儿2天前不明原因引起发热，体温38.5～39℃，微恶心，发汗。曾肌内注射"柴胡注射液""阿尼利定"、口服复方磺胺甲噁唑（复方新诺明）等药，热退，但是汗多，且全身及头面部出现散在皮疹，以胸腹部为多，大小不均，有丘疹、疱疹，色红而痒，搔破出水，结痂；舌质红、苔薄白，脉浮数。血常规：白细胞7.6×10^9 / L，中性粒细胞0.68，淋巴细胞0.32，尿、便常规未见异常。中医诊断：水痘；西医诊断：水痘。

【辨证】风热型。

【治法】清热解毒，疏风解表。

【处方】金银花10g，连翘12g，淡竹叶8g，陈皮6g，桔梗8g，蝉蜕8g，牛蒡子9g，薄荷（后下）8g，板蓝根12g，重楼6g，大青叶6g，滑石（布包）8g，甘草2g。水煎服，每日1剂。

二诊：服药3剂后，皮疹渐消，无新皮疹出现，汗止，仍微痒。继守前方加防风6g，荆芥4g，以祛风行血止痒。又用2剂，病痊愈。

◆解析

《古今医统大全》："痘出稠密如蚕科，根虽润，顶面白平，摸之不碍指，中有清水者，由此热毒熏蒸皮肤而

◆读案心悟

为疹子，大者名曰水痘，非痘疹也。"
即外感风热为发病的外因，内蕴湿热是
发病的内因。故水痘一病，虽病变于脾
肺二经，但治疗时应加用化湿药为好。
故方中金银花、连翘、板蓝根、重楼、
大青叶大量清热解毒药为其君药；淡竹
叶、滑石、甘草清热泻火，利尿化湿，
引热下行给邪以出路；牛蒡子、薄荷、
蝉蜕以祛风止痒解毒；陈皮理气宽中燥
湿；荆芥、防风祛风止痒，荆芥为血中
之风药。全方共奏内清外透之功，使其
痊愈。

【引自】胡天成. 疏风解表法治疗小儿水痘临床述评. 河南中医，1993，6
（8）：72.

于作洋医案

张某，男，4岁半。2008年4月10日初诊。发热3天，身出水痘，见于胸腹
四肢，初小渐大，晶莹疱浆，边缘红色荣润；体温未降，口渴喜饮，苔黄而
干，小溲短赤，咽红肿痛，脉浮数。

【辨证】风热化毒，邪在气营。

【治法】清热解毒，祛风凉血。

【处方】牡丹皮3g，赤芍3g，生地黄6g，绿豆衣9g，大青叶8g，板蓝根
9g，金银花8g，净蝉蜕3g，山豆根5g。2剂。

二诊：进药2剂，体温正常，水痘浆液见回。再守原方，去牡丹皮、赤
芍，加紫草9g，白鲜皮4g。2剂。

三诊：服药后水痘浆回结痂，毒化热清。因邪毒初解，腠理空虚，又经7
天，复感于风，低热肤痒。再予宣风清热，以资巩固。

【处方】蝉蜕3g，牛蒡子4g，紫草6g，连翘6g，金银花6g，板蓝根9g，地肤子4g，绿豆9g，紫荆皮3g，薏苡仁8g。3剂痊愈。

◆ 解析

水痘因外感时邪，内蕴湿热，发于肌肤而起。一般宜透表清热，除湿解毒为治。遵循温病传变规律，本例邪居气营之间，药以牡丹皮、赤芍、生地黄清热凉血；蝉蜕、牛蒡子祛风清热；连翘、金银花、大青叶、绿豆清凉解毒；山豆根、板蓝根利咽降火，投之立效。

【引自】朱音. 近代国医名家经典案例·儿科病证. 上海：上海科学技术出版社，2011.

◆ 读案心悟